BIBLIOTHÈQUE RÉTROSPECTIVE

PUBLIÉE SOUS LA DIRECTION DE

M. CHARLES RICHET

Professeur à la Faculté de médecine de Paris

LES MAITRES DE LA SCIENCE

LAËNNEC

DE
L'AUSCULTATION MÉDIATE

DE L'EXPLORATION DES ORGANES
DE LA CIRCULATION

PARIS
G. MASSON, ÉDITEUR
LIBRAIRE DE L'ACADÉMIE DE MÉDECINE
120, BOULEVARD SAINT-GERMAIN

1893

AVANT-PROPOS

Nous devons expliquer en quelques mots le but et la portée de cette publication.

Nous l'avons appelée « Bibliothèque scientifique rétrospective », parce que notre intention est double : d'une part, nous voulons que cette Bibliothèque soit franchement scientifique, avec des faits et des détails utiles encore à connaître aujourd'hui ; et, d'autre part, nous avons l'intention de n'admettre que des travaux devenus absolument classiques et consacrés par l'admiration universelle.

A notre époque, en cette fièvre de production hâtive, on se dispense trop d'avoir recours aux auteurs originaux. Une analyse, presque toujours inexacte et toujours insuffisante, voilà ce que demandent le lecteur superficiel, l'étudiant, et même le professeur. Quant à se reporter aux ouvrages fondamentaux et originaux, on n'y pense guère, et peut-être n'y pense-t-on pas parce que rien n'est plus pénible que d'aller consulter les vieux documents bibliographiques.

Ainsi, pour prendre l'exemple du premier ouvrage que nous publions ici, il n'est pas facile de pouvoir lire Lavoisier dans la forme originale. La grande publication in-quarto du ministère de l'Instruction publique est fort coûteuse, et d'ailleurs à l'heure actuelle elle est tout à fait épuisée. Quant aux mémoires de l'Académie des sciences, qui donc peut les avoir chez soi? Alors, comme on ne peut lire Lavoisier que dans les bibliothèques publiques, on ne le lit pas, ce qui est bien simple et à la portée de tout le monde. Il s'ensuit que presque personne n'a lu Lavoisier; et c'est assurément grand dommage.

Nous voulons changer, dans la faible mesure de nos forces, cet état de choses. Il faut que tout étudiant, tout travailleur, puisse connaitre les maîtres de la science autrement que par des citations de dixième main. Pour être un homme de bonne société, il faut fréquenter les gens de bonne société : eh bien! pour apprendre à penser, il faut fréquenter ceux qui ont pensé profondément, ceux qui, par leur pénétration, ont régénéré la science et ouvert des voies nouvelles.

Un manuel, c'est un très bon livre et probablement un livre nécessaire ; mais il faut sortir du manuel, et le meilleur moyen d'en sortir c'est de se reporter aux ouvrages des maitres. Que dirait-on d'un peintre qui ne voudrait étudier les tableaux de Rubens ou de Raphaël que d'après des photographies? Encore les photographies donnent-elles d'un tableau une image plus exacte que l'analyse d'un mémoire de Lavoisier, de Lamarck, ou de Harvey, ou de Bichat, ne fait connaître la pensée de Lavoisier, ou de Lamarck, ou de Harvey, ou de Bichat.

Nous n'avons pas voulu faire de cette publication une œuvre de luxe. Nous avons préféré la mettre à la portée de tout le monde. Le prix de chacun de ces petits volumes est tout à fait modique, si bien que chaque étudiant, pour une dizaine de francs, va pouvoir posséder à peu près tout ce qu'il a besoin de connaître en fait de science parmi les auteurs passés. Si cela lui donne le goût d'en lire davantage, et d'aller consulter les œuvres complètes, et non les fragments étendus que nous donnons, rien de mieux ; mais ce sera un vrai luxe d'érudition, voire même un luxe assez rare, et notre Bibliothèque rétrospective sera, croyons-nous, suffisante pour la grande majorité des jeunes gens.

Quoique l'édition soit à très bas prix, nous n'avons rien négligé pour la rendre correcte. Je tiens à remercier mon ami M. Alexis Julien, qui m'a assisté dans mon entreprise, ainsi que les imprimeurs et les éditeurs qui y ont donné tous les soins nécessaires.

Les premiers volumes sont surtout consacrés aux sciences biologiques et médicales. Plus tard nous espérons l'étendre à d'autres sciences ; nous pourrons aussi, sans doute, au lieu d'extraits de livres, donner des extraits des mémoires les plus importants qui, dans le passé de la science, ont fait époque. Mais au début nous donnerons seulement les grands écrivains scientifiques de la biologie : Lavoisier, Harvey, Bichat, Haller, Lamarck, Laënnec, Legallois, Hunter et William Edwards.

CHARLES RICHET.

DE

L'AUSCULTATION MÉDIATE

DE

L'EXPLORATION DES ORGANES
DE LA CIRCULATION

Les affections du cœur pouvaient encore, à la fin du dernier siècle, être rangées au nombre des maladies les moins connues. Elles étaient regardées comme rares, et malgré les travaux de Lancisi, de Morgagni et de Senac, le vulgaire des praticiens ne connaissait guère encore, il y a une trentaine d'années, que les polypes du cœur, maladie imaginaire dans le sens où ils l'entendaient, et les palpitations, qu'ils regardaient comme des affections nerveuses. Les travaux des auteurs que nous venons de citer, et ceux de Corvisart, ont fait connaître beaucoup de lésions organiques du cœur, mais ont jeté peu de lumières sur leurs signes; et dans l'état où ils ont laissé la science, il n'était peut-être pas possible de distinguer constamment une de ces affections de l'autre.

Les véritables signes des affections organiques du cœur se tirent encore de la percussion et surtout de l'auscultation; et à l'aide des renseignements précis que fournissent ces signes purement physiques, quelques symptômes ou accidents physiologiques nés du trouble des fonctions, et par eux-mêmes très vagues, peuvent quelquefois acquérir un degré de certitude qu'ils n'avaient pas auparavant.

L'application de la main, unique moyen d'exploration qui fût employé avant Avenbrugger, ne donne le plus souvent aucun résultat, et trompe fréquemment sur la force réelle d'impulsion du cœur. Elle indique moins bien que l'examen du pouls la régularité ou l'anomalie de ses contractions. Elle n'est réellement utile que dans un cas particulier, celui de l'existence du frémissement cataire dont nous parlerons en son lieu.

La percussion elle-même ne donne guère sur les maladies du cœur que des signes confirmatifs et accessoires qui peuvent manquer souvent.

Sous le rapport de l'exploration, on doit distinguer deux régions précordiales, la droite et la gauche: la première comprend l'espace couvert par le tiers inférieur du sternum; la seconde, celui qui correspond aux cartilages des quatrième, cinquième, sixième et septième côtes sternales.

La région précordiale droite rend naturellement

un son très clair. L'hypertrophie des ventricules, leur dilatation, celle des oreillettes, une congestion sanguine énorme dans toutes les cavités du cœur, l'accumulation d'une quantité considérable de graisse autour de cet organe, et les épanchements dans le péricarde, peuvent rendre ce son mat.

Les mêmes causes peuvent produire le même effet dans la région précordiale gauche; mais ici le signe serait moins concluant; car cette région résonne naturellement assez peu chez la plupart des hommes, et presque point chez les sujets obèses, infiltrés ou même fortement musclés.

Il est très rare que le son manque dans l'une et l'autre région à la hauteur des oreillettes. L'absence du son suppose dans ces cas une dilatation énorme et qui n'a guère lieu que par suite du rétrécissement de la valvule mitrale.

Les contractions alternatives des ventricules et des oreillettes du cœur produisent des bruits très distincts et de nature différente, qui permettent d'étudier ses mouvements, par l'auscultation médiate, plus exactement qu'on ne peut le faire par l'ouverture et l'inspection des animaux vivants. Cette proposition, qui, au premier abord, présente peut-être quelque chose de paradoxal, paraîtra plus soutenable si l'on réfléchit que l'oreille juge beaucoup plus sûrement des intervalles les plus petits des sons et de leur durée la plus courte, que l'œil ne le peut faire des circonstances semblables du mouvement. Le musicien le moins exercé s'aperçoit d'une note omise au milieu de plusieurs doubles croches, fussent-elles à l'unisson; il apprécie facilement un point ajouté à la « valeur » ou durée d'une d'elles, lors même que cette prolongation de durée n'est pas de plus d'un douzième de seconde (1). L'œil ne trouverait aucune différence entre des mouvements d'une rapidité semblable et un mouvement unique et continu. L'auscultation a d'ailleurs, pour l'observation des mouvements du cœur, un avantage incontestable sur l'inspection, en ce que l'on n'est point obligé de défalquer les anomalies qui appartiennent aux convulsions de l'agonie.

Malgré cet avantage, on peut avouer encore avec Haller (2) que l'analyse des mouvements du cœur est difficile et demande une grande attention. Plusieurs faits physiologiques surtout sont difficiles à constater; mais les observations qui peuvent conduire à des résultats pratiques sont plus faciles à faire et ne demandent qu'une force d'attention commune; les plus importantes même ne pourraient échapper à l'observateur le moins exercé et le moins capable d'application.

(1) Je suppose une mesure $\frac{2}{4}$ remplie par deux croches pointées et deux doubles croches; un musicien exécutera quatre-vingt-dix mesures semblables en une minute dans le mouvement dit *allegro vivace*, et par conséquent la valeur du point ne sera que de $\frac{1}{21}$ de seconde ou de $\frac{1}{780}$ de minute.

(2) *Elem. physiol.*

Les mouvements du cœur doivent être examinés sous quatre rapports principaux: 1° l'étendue dans laquelle on peut les entendre à l'aide du cylindre; 2° le choc ou la force d'impulsion de l'organe; 3° la nature et l'intensité du bruit qu'il fait entendre; 4° enfin le rhythme suivant lequel ses diverses parties se contractent.

Avant de commencer cette espèce d'analyse des battements du cœur, je dois faire une observation sur laquelle j'aurai occasion de revenir plus d'une fois: c'est que le cœur est peut-être de tous les organes celui qui se trouve le plus rarement dans l'état le plus favorable au libre et plein exercice de toutes ses fonctions. Ses maladies les plus graves sont des défauts de proportion; et cependant une légère disproportion de cet organe avec les autres, ou de ses diverses parties entre elles, peut s'allier avec l'état de santé.

CHAPITRE PREMIER

DE L'ÉTENDUE DES BATTEMENTS DU CŒUR

L'étendue des battements du cœur doit être considérée sous deux rapports: celui de la sensation première que fait éprouver à cet égard le cylindre appliqué à la région précordiale, et celui des points de la poitrine, autres que cette région, où l'on peut sentir ou entendre les battements du cœur.

Dans l'état naturel, le cœur, examiné entre les cartilages des cinquième et sixième côtes et au bas du sternum, produit à l'oreille une sensation telle par ses mouvements, qu'il paraît évidemment correspondre à une petite étendue des parois de la poitrine, et ne guère dépasser le point sur lequel est appliqué l'instrument; quelquefois même il semble couvert en entier par le cylindre et situé profondément dans la cavité du médiastin, de manière qu'un espace vide se trouverait entre le sternum et lui: ses mouvements, lors même qu'ils ont une certaine énergie, ne semblent communiquer aucun ébranlement aux parties voisines. Dans d'autres cas, au contraire, il paraît remplir entièrement le médiastin inférieur, et s'étendre beaucoup plus loin que le lieu où le cylindre est appliqué; ses contractions, lors même qu'elles sont lentes et sans bruit, paraissent soulever dans une grande étendue les parois antérieures de la poitrine, ou refouler intérieurement ses viscères. En un mot, cette première sensation semble, à elle seule, indiquer un cœur plus ou moins volumineux; et, en général, cet indice est assez fidèle lorsqu'on examine le cœur dans un moment de calme produit seulement par le repos; car si ce calme était l'effet d'une saignée ou de l'immobilité, de la diète, et de l'affaiblissement dû à l'état de maladie, on trouverait dans les battements du cœur moins d'étendue qu'ils n'en ont dans l'état ordinaire; et, au contraire, si on faisait cet examen dans un moment d'agitation et de palpitation, ils paraîtraient plus étendus qu'ils ne le sont réellement.

L'examen des divers points de la poitrine où l'on peut sentir les battements du cœur fournit des données pratiques beaucoup plus nombreuses et plus importantes. Chez un homme sain, d'un embonpoint médiocre, et dont le cœur est dans les meilleures proportions, les battements de cet organe ne se font entendre que dans la région précordiale, c'est-à-dire dans l'espace compris entre les cartilages des quatrième et septième côtes sternales gauches et sous la partie inférieure du sternum. Les mouvements des cavités gauches se font principalement sentir dans le premier point, et ceux des droites dans le second; de sorte que, dans les cas de maladie d'un seul côté du cœur, l'analyse des battements de ce viscère donne des résultats tout à fait différents dans les deux points.

Lorsque le sternum est court, les battements du cœur se font en outre entendre dans l'épigastre.

Chez les sujets très gras et chez lesquels on ne peut nullement sentir les battements du cœur à la main, l'espace dans lequel on peut les entendre à l'aide du cylindre est quelquefois restreint à une surface d'environ un pouce carré.

Chez les sujets maigres, chez ceux dont la poitrine est étroite, et même chez les enfants, les battements du cœur ont toujours plus d'étendue; on les entend dans le tiers ou même les trois quarts inférieurs du sternum, quelquefois même sous la totalité de cet os, à la partie antérieure-supérieure gauche de la poitrine jusqu'à la clavicule, et souvent, quoique moins sensiblement, sous la clavicule droite.

Quand l'étendue des battements du cœur se borne là chez les sujets qui réunissent les conditions indiquées, et que les battements du cœur sont beaucoup moins sensibles sous les clavicules qu'à la région précordiale, le cœur est dans de bonnes proportions.

Lorsque l'étendue des battements du cœur devient plus considérable, on les entend successivement dans les lieux suivants: 1° le côté gauche de la poitrine, depuis l'aisselle jusqu'à la région correspondant à l'estomac; 2° le côté droit dans la même étendue; 3° la partie postérieure gauche de la poitrine; 4° enfin, mais rarement, la partie postérieure droite. L'intensité du son est progressivement moindre dans la succession indiquée: ainsi elle est moindre sous la clavicule droite que sous la gauche, et un peu moindre encore dans le côté gauche; les battements du cœur sont encore moins sensibles au côté droit, et enfin il faut toujours beaucoup d'attention pour les entendre dans le dos, surtout à droite.

Cette marche successive m'a paru constante, et peut servir de terme de comparaison pour mesurer l'étendue des battements du cœur. Ainsi, si, en appliquant le cylindre sur le côté droit, on entend également les battements du cœur, on peut assurer qu'on les entendra dans toute la longuur du sternum, sous les deux clavicules, et dans le côté gauche de la poitrine; mais on ne peut savoir s'ils seront sensibles dans le dos. Si on les entend du côté droit dans cette dernière partie, on peut être certain qu'ils sont sensibles et beaucoup plus forts dans tout le reste de l'étendue de la poitrine.

Plusieurs circonstances étrangères à l'état du cœur peuvent cependant apporter quelque chan gement apparent à cet ordre, ou augmenter l'étendue des battements du cœur. Nous avons déjà parlé de la maigreur et de l'étroitesse de la poitrine. Chez les enfants en bas âge et chez tous ceux qui ont les os grêles et la poitrine étroite et décharnée, le cœur s'entend dans toute l'étendue des parois de cette cavité; mais il faut remarquer que dans l'enfance le cœur a, proportion gardée, plus de volume que dans l'âge adulte, et que ses cavités sont plus amples eu égard à l'épaisseur de leurs parois. Un poumon hépatisé, ou fortement comprimé par un épanchement séreux ou séro-purulent, transmet les battements du cœur avec plus de force que celui qui est sain et perméable à l'air. Ce fait semble rentrer dans l'analogie générale, puisque l'on admet communément que les corps les plus denses sont ceux qui transmettent le mieux les sons. Mais les cavités anfractueuses dues au ramollissement des tubercules m'ont paru aussi produire constamment le même effet, ce qui devient plus difficile à expliquer, à moins que l'on ne suppose que, dans ce cas, le son est transmis, non à travers les excavations, mais par l'intermédiaire de leurs parois engorgées et plus denses qu'un poumon sain. Quoi qu'il en soit, ces divers accidents rendent quelquefois irrégulière la propagation du son produit par les battements du cœur; ainsi, s'il y a des excavations tuberculeuses dans le sommet du poumon droit, les battements du cœur s'entendront mieux sous la clavicule et l'aisselle droites que du côté gauche, et quelquefois même qu'à la région du cœur (1).

Lorsque le bruit de la respiration ou celui du râle sont très forts, il arrive quelquefois que les battements du cœur sont sensibles sur les parties latérales de la poitrine et même dans le dos, quoiqu'ils ne le soient pas sous les clavicules, où ils sont tout à fait couverts par un bruit étranger.

On demandera peut-être si, dans cet examen de l'étendue des battements du cœur, il ne serait pas possible de confondre les battements de l'aorte et des artères sous-clavières avec ceux du cœur. Cette

(1) Il m'a paru, en général, que les excavations tuberculeuses du poumon et le pneumo-thorax transmettent plutôt le bruit que l'impulsion du cœur, et que l'endurcissement du poumon par la péripneumonie ou sa compression par un épanchement liquide favorise plutôt la propagation de l'impulsion que la transmission du bruit.

méprise est impossible, comme nous le montrerons en parlant du rhythme des battements de cet organe. Dans tous les états possibles, le cœur donne toujours à l'oreille deux battements distincts pour un du pouls. Je remarquerai d'ailleurs que, sur des milliers de sujets sains ou malades que j'ai examinés, je n'en ai trouvé que trois ou quatre chez lesquels on entendît les sous-clavières (hors le cas de « bruit de soufflet »), sans doute à raison d'une variété dans la position de ces artères. On ne distingue également à leurs « pulsations simples » l'aorte et l'artère innominée, que dans les cas d'anévrysme, de bruit de soufflet, ou dans celui « d'impulsion augmentée », dont il sera parlé plus bas.

Lorsque l'étendue des battements du cœur passe les limites indiquées ci-dessus (pag. 16), il est rare que le sujet jouisse d'une santé parfaite; dans ce cas même, en l'examinant attentivement, on trouvera chez lui des indices de la cachexie propre à quelques maladies du cœur; on verra que, s'il n'est pas sujet à une dyspnée qu'on puisse appeler « morbide », il a au moins la respiration plus courte que la plupart des hommes, qu'il s'essouffle plus facilement, qu'il éprouve des palpitations pour des causes beaucoup plus légères. Cet état cependant, qui est celui d'un grand nombre d'« asthmatiques », peut durer très longtemps sans occasionner d'accident d'une nature sérieuse; il peut rester au même point pendant un grand nombre d'années, et il n'empêche pas toujours d'arriver à une vieillesse avancée.

Relativement aux rapports qui existent entre l'état du cœur lui-même et l'étendue de ses battements, je crois pouvoir regarder comme constant que l'étendue des battements du cœur est en raison directe de la faiblesse et du peu d'épaisseur de ses parois, et par conséquent en raison inverse de leur force et de leur épaisseur. On doit ajouter que le volume de l'organe est encore une condition favorable à l'étendue de ses battements, mais seulement quand cette augmentation de volume ne dépend pas uniquement de l'épaississement des parois des ventricules.

Ces résultats sont ceux que m'ont donnés toutes les ouvertures que j'ai faites depuis dix ans; et, dans le même espace de temps, je n'ai rencontré aucun fait propre à les faire regarder comme douteux.

Ainsi, lorsque les battements du cœur se font entendre dans presque tous les points indiqués ci-dessus, on peut déjà présumer, d'après ce seul signe, que le cœur est plus volumineux que dans l'état naturel, que cette augmentation de volume est due à la dilatation de l'un des ventricules ou des deux ventricules à la fois. Cette présomption sera plus forte encore si les battements du cœur s'entendent avec autant ou plus de force sous les clavicules ou sous les aisselles, qu'à la région précordiale. La réunion des autres signes qui seront indiqués plus bas rendra ce diagnostic plus certain, et montrera d'une manière plus précise le lieu, l'étendue et la nature de l'altération, car je suis loin de prétendre que l'on doive juger d'après un seul signe; j'estime seulement la valeur de chacun d'eux: il n'est pas nécessaire de dire qu'ils en ont beaucoup plus quand ils sont réunis, et que la plupart d'entre eux sont perçus à la fois. L'exposition des signes propres à chacune des maladies du cœur rectifiera d'ailleurs ce qui pourrait être exprimé d'une manière trop absolue dans cette analyse.

Si les battements du cœur ne s'entendent ni dans le dos ni au côté droit, mais seulement dans les autres points indiqués, et si cependant ils s'entendent avec une force à peu près égale sous les clavicules, sous le sternum, à la région précordiale, au côté gauche, on conclura, d'après l'ensemble des autres signes, que les ventricules sont médiocrement dilatés, ou que le cœur a naturellement des parois minces.

Quand, au contraire, les battements du cœur, très forts dans la région précordiale, sont nuls ou peu sensibles sous les clavicules, et par conséquent dans le reste de l'étendue de la poitrine, si le sujet éprouve d'ailleurs des signes généraux de maladie du cœur, on peut assurer que cette maladie est une hypertrophie des ventricules. Les signes particuliers indiquent quel est le ventricule affecté. Si le sujet n'a jamais éprouvé de trouble marqué dans les fonctions des organes circulatoires, on peut être certain que les parois du ventricule gauche ont une épaisseur et une fermeté très prononcées, quoiqu'elles ne le soient pas assez pour constater un état de maladie.

On peut donc conclure, en général, que l'étendue des battements du cœur est un des signes qui indiquent que ses parois, et particulièrement celles des ventricules, ont peu d'épaisseur; et qu'au contraire, le peu d'étendue des battements du cœur coïncide avec une épaisseur plus ou moins prononcée de ses parois.

Quelques causes accidentelles peuvent augmenter momentanément l'étendue des battements du cœur. Ces causes sont surtout l'agitation nerveuse, la fièvre portée à un certain degré d'intensité, les palpitations, l'hémoptysie, et, en général, tout ce qui augmente la fréquence du pouls.

Cette manière d'apprécier l'étendue des battements du cœur par le nombre et la situation des points où l'on peut les entendre me paraît sûre et d'une utilité pratique: la gradation que j'ai indiquée est constante, hors les cas d'exception dont j'ai parlé (voy. page 17). Une ou deux fois seulement, j'ai entendu les battements du cœur plus distinctement dans la partie gauche du dos que dans le côté droit de la poitrine, sans pouvoir me rendre raison de cette anomalie par l'existence probable d'excavations anfractueuses dans les poumons. La rareté de ce fait doit, ce me semble, le faire regarder comme une exception due à quelques circonstances analogues, et peut-être à une variété de capacité ou de position des gros tuyaux bronchiques. Dans les cas où les battements des oreillettes s'entendent peu dans les régions précordiales, ils s'entendent ordinairement mieux sous les clavicules, et quelquefois dans le dos.

Sous le rapport de l'examen de l'étendue des battements du cœur, l'auscultation à l'aide du cylindre a un avantage marqué sur l'oreille nue, qu'on ne pourrait appliquer sous l'aisselle, ni même au-dessous des clavicules, ou entre les omoplates chez les sujets très maigres.

CHAPITRE II

DU CHOC OU DE L'IMPULSION COMMUNIQUÉ A L'OREILLE PAR LES BATTEMENTS DE CŒUR

J'entends par « choc » la sensation de soulèvement ou de percussion que font éprouver les battements du cœur à l'oreille de l'observateur.

Le cylindre rend ce soulèvement sensible dans les cas mêmes où la main appliquée à la région du cœur ne sent absolument rien L'application de la main serait même un moyen très infidèle de juger de la force de percussion réelle du cœur; car souvent cette force paraît très grande à la main, chez les sujets grêles et dans un moment d'agitation surtout, tandis que le stéthoscope montre très peu de force réelle d'impulsion.

Il faut prendre garde de confondre avec l'impulsion du cœur le soulèvement des parois thoraciques qui a lieu dans l'inspiration. Cette méprise serait assez facile dans les cas où la respiration est extrêmement fréquente et courte, et ne se fait qu'avec de grands efforts, comme il arrive dans l'agonie de presque toutes les maladies et dans le redoublement de celles dont la dyspnée est le principal caractère. Au reste, il suffit, pour éviter cette erreur, d'être averti qu'elle est possible.

L'intensité du choc communiqué à l'oreille par le cylindre est, en général, en raison inverse de l'étendue des battements du cœur, et en raison directe de l'épaisseur des parois des ventricules.

Chez un homme dont le cœur est dans les proportions les plus favorables au libre exercice de la circulation, cette impulsion est très peu marquée, et souvent même insensible, surtout si le sujet a un embonpoint un peu considérable.

La marche rapide, la course, l'action de monter, l'agitation nerveuse, les palpitations, la fièvre, l'augmentent ordinairement chez les sujets dont le cœur a des parois un peu épaisses, et, à plus forte raison, chez ceux où cette disposition est portée au point de constituer une hypertrophie. Dans cette maladie, l'impulsion est ordinairement assez forte pour soulever la tête de l'observateur d'une manière très sensible, et quelquefois elle l'est assez pour produire un choc désagréable à l'oreille. Plus l'hypertrophie est intense, et plus ce mouvement met de temps à s'opérer. Quand la maladie est portée à un haut degré, on sent évidemment qu'il se fait avec une progression graduée, il semble que le cœur se gonflant vienne s'appliquer aux parois de la poitrine, d'abord par un seul point, puis par toute sa surface, et qu'il s'affaisse ensuite tout à coup. Lorsque le cœur est mince, les mêmes causes produisent un effet différent, comme nous le verrons ailleurs.

L'impulsion du cœur n'est sentie que dans le moment de la systole des ventricules; ou si la contraction des oreillettes produit, dans quelques cas rares, un phénomène analogue, il est facile de le distinguer du premier. En effet, lorsque la systole des oreillettes est accompagnée d'un mouvement sensible, ce mouvement est beaucoup plus profond; il semble même que, dans ce cas, le cœur s'éloigne de l'oreille. Le plus souvent ce mouvement consiste seulement en une sorte de frémissement que l'on sent profondément dans le médiastin. Dans tous les cas, il est très peu marqué, en comparaison de la sensation de soulèvement que produit la contraction des ventricules lorsque leurs parois ont une bonne épaisseur: ce signe est même un de ceux auxquels on peut le plus facilement distinguer la systole des ventricules de celle des oreillettes.

Lorsque les parois du cœur sont plus minces que dans l'état ordinaire, on ne sent aucune impulsion, même lorsque le cœur bat avec le plus de violence, et ses contractions alternatives ne se font alors distinguer que par le bruit qu'elles produisent.

Une impulsion forte doit, en conséquence, être regardée comme le principal signe de l'hypertrophie du cœur. L'absence de toute impulsion, jointe aux autres signes généraux et particuliers, caractérise au contraire la dilatation de cet organe.

Ce résultat me paraît tout à fait constant: au moins je n'ai vu encore aucun cas d'exception; et il est établi sur un nombre de faits aujourd'hui très considérable. Depuis le commencement de mes recherches, j'ai eu habituellement le soin de déterminer l'état des battements du cœur chez tous les malades existants dans les hôpitaux dont le soin m'a été confié, et l'autopsie n'a pas encore démenti la règle ci-dessus.

L'impulsion du cœur n'est ordinairement sensible qu'à la région précordiale, et tout au plus dans la moitié inférieure du sternum. Elle l'est dans l'épigastre, chez les sujets dont le sternum est court et dont le cœur a une grande force d'impulsion. Dans l'hypertrophie même, on ne la sent ordinairement nulle autre part, lors même que les battements du cœur se font entendre dans quelqu'autre point (ce qui est rare, comme nous l'avons déjà dit). Mais, quand à l'hypertrophie se joint un certain degré de dilatation, on sent quelquefois distinctement l'impulsion sous les clavicules et dans le côté gauche du thorax, quelquefois même un peu dans le dos.

Il est un cas dans lequel on peut distinguer en quelque manière le choc produit par les battements du cœur contre les parois thoraciques, de l'impulsion qu'ils communiquent à l'oreille: c'est surtout encore chez les sujets attaqués à la fois d'hypertrophie et de dilatation des ventricules, mais chez lesquels cette dernière affection existe à un degré plus marqué que la première. Quoique chez ces sujets le choc du cœur soit ordinairement peu considérable, il devient très marqué dans les moments de palpitation, surtout s'il y a en même temps de la fièvre. Ce choc a cependant un caractère très différent de celui qui est produit par l'hypertrophie simple: les battements rapides du cœur sont forts, durs, et produisent un bruit analogue à un coup de marteau; mais ce coup semble frapper un petit espace; il s'épuise en quelque sorte sur les parois thoraciques et ne communique pas à l'oreille un soulèvement proportionné à sa force; il diffère, en un mot, de l'impulsion déterminée par une forte hypertrophie, en ce que, dans cette dernière, les ventricules, gonflés, semblent s'adosser dans toute leur longueur aux parois thoraciques, qui cèdent à l'effort; tandis que, dans le premier cas, la pointe seule du cœur paraît frapper ces parois d'un coup sec et capable seulement d'y produire une sorte d'ébranlement plutôt qu'un soulèvement réel. Le même phénomène a également lieu dans les palpitations purement nerveuses, mais à un moindre degré.

Les évacuations sanguines, la diarrhée, la diète très sévère et longtemps continuée, et en général toutes les causes capables de produire l'affaiblissement de l'économie, diminuent d'une manière notable l'impulsion du cœur; et, par conséquent, lorsqu'on voit pour la première fois un malade dans le cours d'une maladie aiguë ou chronique qui a déjà produit une grande diminution des forces, le cylindre pourrait ne pas indiquer l'hypertrophie des ventricules, dont le malade serait atteint à un degré médiocre.

L'impulsion du cœur cesse encore assez souvent entièrement, et même dans des cas où il existe une hypertrophie très marquée, lorsqu'il survient une dyspnée très intense due à une affection quelconque du poumon, et surtout à la péripneumonie, à la pleurésie, à l'œdème du poumon, à l'asthme, et aux congestions qui se forment dans l'agonie. Le bruit éclatant qui, comme nous le dirons, accompagne la dilatation du cœur diminue aussi ou disparaît même entièrement dans les mêmes cas; il ne faut par conséquent rien conclure d'une exploration faite seulement dans de pareilles circonstances.

CHAPITRE III

DU BRUIT PRODUIT PAR LES MOUVEMENTS DU CŒUR

Les contractions alternatives des diverses parties du cœur produisent un bruit qui devient sensible pour le malade dans les palpitations et dans l'agitation fébrile ou nerveuse, surtout lorsqu'il est couché sur le côté et que l'oreille est appuyée sur un coussin: hors un cas rare dont nous parlerons ailleurs, ce bruit n'est sensible que pour lui. L'application de la main donne bien quelquefois, outre la sensation du choc, quelque chose qui fait présumer plutôt qu'entendre un bruit dans l'intérieur de la poitrine; mais cette perception confuse ne peut être comparée à la netteté de celle que l'on acquiert à l'aide du stéthoscope.

Le cylindre, appliqué entre les cartilages des cinquième et sixième côtes sternales, au bas du sternum ou dans tout autre point où les battements du cœur sont sensibles, fait entendre un bruit distinct dans tous les cas, et lors même que le cœur a le moins de force et de volume. Il faut à peine excepter de cette proposition quelques agonies: ordinairement même le bruit des battements du cœur est encore très sensible lorsque le pouls ne l'est plus du tout. Dans l'état naturel, ce bruit est double, et chaque battement du pouls correspond à deux sons successifs: l'un, clair, brusque, analogue au claquement de la soupape d'un soufflet, correspond à la systole des oreillettes; l'autre, plus sourd, plus prolongé, coïncide avec le battement du pouls, ainsi qu'avec la sensation du choc décrit dans l'article précédent, et qui indique la contraction des ventricules.

Le bruit entendu à la partie inférieure du sternum appartient aux cavités droites; celui des cavités gauches se fait entendre entre les cartilages des côtes.

Dans l'état naturel, le bruit des contractions du cœur est semblable et égal des deux côtés; dans quelques cas pathologiques, il devient, au contraire, tout à fait dissemblable dans chaque côté.

Le bruit est ordinairement le seul phénomène que présentent les battements du cœur lorsqu'on les écoute dans un autre point que la région précordiale; car le choc ne se fait guère sentir, comme nous l'avons déjà dit, qu'entre les cartilages des cinquième et sixième côtes, au bas du sternum, et, chez quelques sujets, à l'épigastre.

Le bruit produit par les battements du cœur est d'autant plus fort que les parois des ventricules sont plus minces et l'impulsion plus faible. On ne peut par conséquent l'attribuer à la percussion des parois thoraciques. Dans l'hypertrophie médiocre, la contraction des ventricules ne produit qu'un son étouffé, analogue au murmure de l'inspiration, et le « claquement » de l'oreillette est beaucoup moins bruyant que dans l'état naturel. Dans l'hypertrophie portée à un degré extrême, la contraction des ventricules ne produit qu'un choc sans bruit, et le bruit de l'oreillette, devenu très sourd, est à peine entendu.

Lorsqu'au contraire les parois des ventricules sont minces, le bruit produit par la contraction des ventricules est clair et assez sonore; il se rapproche de la nature de celui des oreillettes; et, s'il y a une dilatation marquée, il devient presque semblable et à peu près aussi fort. Enfin, dans les cas de dilatation un peu considérables, ces deux bruits ne peuvent être distingués ni par leur nature ni par leur intensité, mais seulement par leur rapport d'isochronisme ou d'anachonisme avec le pouls artériel.

Dans l'état naturel, le bruit des contractions alternatives du cœur ne s'entend nulle part aussi fortement qu'à la région précordiale, et il devient plus faible dans les divers points de la poitrine, suivant la progression que nous avons déjà indiquée (voy. pag. 17). Mais dans quelques cas pathologiques, ce bruit peut être plus fort dans d'autres points de la poitrine, ainsi que nous l'avons déjà dit (pag. 19). Nous aurons d'ailleurs occasion de revenir encore sur cet objet. Dans la dilatation des ventricules, il est ordinairement aussi fort sous les clavicules qu'à la région du cœur.

Chez les sujets sains, mais dont le cœur a des

parois un peu minces, la contraction des oreillettes s'entend quelquefois beaucoup plus fortement sous les clavicules que celle des ventricules, quoique la même différence ne s'observe pas à la région précordiale.

Chez les sujets attaqués d'hypertrophie, assez souvent, lorsqu'on ne sent dans la région précordiale qu'un fort soulèvement sans bruit, et qu'on ne peut distinguer le bruit de l'oreillette, on entend uniquement ce dernier sous les clavicules et même dans le dos; et, dans les cas moins graves de ce genre, on l'entend toujours plus distinctement dans ces endroits que dans la région précordiale, surtout chez les sujets maigres et à poitrine étroite.

Quelquefois la contraction de l'oreillette, sans cesser d'être très distincte, ne produit qu'un bruit obtus et aussi peu sonore que celui des ventricules lorsque celui-ci l'est le moins. Le bruit des ventricules devient assez ordinairement alors plus sourd qu'il ne l'est dans l'état naturel, et même que dans l'hypertrophie du cœur.

Cette obscurité du son de l'oreillette peut être due à plusieurs causes différentes. Assez souvent elle dépend d'une disposition naturelle, en vertu de laquelle les plèvres et les bords antérieurs des poumons se prolongent au-devant du cœur et le recouvrent complètement. Dans ce cas, le bruit de la respiration empêche quelquefois de bien distinguer les battements du cœur. Dans tous les cas, les contractions des ventricules, en exprimant l'air contenu dans les portions du poumon placées entre le cœur et le sternum, déterminent un bruit particulier dont nous parlerons plus bas, et qui masque quelquefois entièrement leur bruit propre.

Il n'est pas inutile de faire remarquer que cette disposition du poumon, qui n'est pas rare, peut rendre quelquefois nul un des signes donnés par Avenbrugger et M. Corvisart comme indiquant l'augmentation de volume du cœur: je veux parler du son mat que doit rendre alors la région précordiale. En effet, lorsque le poumon s'insinue entre le sternum, la région du cœur résonne bien, lors même que cet organe aurait acquis un volume double de l'état naturel. Ceci s'observe principalement dans le cas assez fréquent d'emphysème du poumon compliqué de maladie du cœur.

Le ramollissement de la substance musculaire du cœur, affection qui, quoique très commune, a peu fixé jusqu'ici l'attention des praticiens, me paraît aussi rendre le bruit des oreillettes, et même celui des ventricules, beaucoup plus sourd que dans l'état naturel.

Enfin la gêne de la circulation du sang dans le cœur, occasionnée par un trop grand afflux de ce liquide ou par une maladie grave du poumon, diminue encore et modifie en même temps le bruit des contractions du cœur. Le bruit du cœur présente en outre, dans divers cas pathologiques, des modifications très remarquables, et que nous examinerons dans l'un des chapitres suivants.

CHAPITRE IV

DU RHYTHME DES BATTEMENTS DU CŒUR

J'entends par « rhythme » l'ordre des contractions des diverses parties du cœur telles qu'elles se font entendre et sentir par le stéthoscope, leur durée respective, leur succession, et, en général leur rapport entre elles.

Je vais, en conséquence, décrire dans leur ordre successif les phénomènes que présentent à l'oreille les battements du cœur chez un homme sain et dont le cœur est dans les proportions les plus favorables au libre exercice de toutes les fonctions. Il serait impossible d'indiquer géométriquement ces proportions. Le poids du cœur et l'épaisseur de ses parois, considérés d'une manière absolue, sont des données infidèles. Mais je crois, d'après toutes les dissections que j'ai faites depuis 1801 juqu'à ce jour, pouvoir déterminer les proportions naturelles du cœur de la manière suivante, qui, quoique approximative, a cependant une exactitude suffisante.

Le cœur, y compris les oreillettes, doit avoir un volume un peu inférieur, égal, ou de très peu supérieur au volume du poing du sujet. Les parois du ventricule gauche doivent avoir une épaisseur un peu plus que double de celle des parois du ventricule droit: leur tissu, plus ferme et plus compact que celui des muscles, doit les empêcher de s'affaisser lorsqu'on ouvre le ventricule. Le ventricule droit, un peu plus ample que le gauche, présentant des colonnes charnues plus volumineuses malgré la moindre épaisseur de ses parois, doit s'affaisser après l'incision.

Dans un cœur ainsi proportionné, les contractions alternatives des ventricules et des oreillettes, examinées à l'aide du cylindre et en touchant en même temps le pouls, présentent les phénomènes suivants:

Au moment où l'artère vient frapper le doigt, l'oreille est légèrement soulevée par un mouvement du cœur isochrone à celui de l'artère, et accompagné d'un bruit un peu sourd quoique distinct. L'isochronisme ne permet pas de méconnaître que le phénomène est dû à la contraction des ventricules.

Immédiatement après et sans aucun intervalle, un bruit plus éclatant et analogue à celui d'une soupape qui se relève, d'un fouet, ou d'un chien qui lape, annonce la contraction des oreillettes. Je me sers de ces comparaisons triviales parce qu'elles me semblent exprimer, mieux qu'aucune description ne pourrait le faire, la nature du bruit dont il s'agit.

Aucun mouvement sensible à l'oreille n'accompagne ce bruit, aucun intervalle de repos ne le sépare du bruit plus sourd et accompagné de soulèvement indicateur de la contraction des ventricules, qu'il semble borner et interrompre brusquement.

La durée de ce bruit, que j'ai déjà désigné sous le nom de « claquement », et par conséquent celle de la contraction des oreillettes, est évidemment plus courte que celle de la contraction des ventricules. Cette différence de durée, que Haller regardait comme douteuse, quoiqu'il penchât pour l'affirmative (1), est tout à fait incontestable. Elle est, au reste, beaucoup plus facile à vérifier par l'auscultation que par l'inspection, pour les raisons que j'ai déjà exposées (p. 15). Il est encore une circonstance qui a pu contribuer à tenir l'illustre physiologiste de Berne dans l'incertitude: c'est la fréquence assez grande d'une exception dont il sera parlé tout à l'heure. Et enfin les observations de Haller, faites sur des animaux expirants sous le scalpel, ne lui permettaient pas d'affirmer que ce qu'il voyait fût absolument l'état physiologique.

Immédiatement après la systole des oreillettes il y a un intervalle de repos très court, mais cependant bien marqué, après lequel on sent les ventricules se soulever de nouveau avec le bruit sourd et la progression graduelle qui leur sont propres; suit la contraction brusque et sonore des

(1) *Elem. physiol.*

oreillettes, et le cœur retombe encore pour un instant dans une immobilité absolue.

Ce repos après la contraction des oreillettes ne paraît pas avoir été connu de Haller, ou au moins ne l'a-t-il pas regardé comme un état naturel. La seule chose qu'il dise à cet égard me paraît s'appliquer à une espèce d'intermittence dont j'aurai occasion de parler en décrivant les palpitations (1).

La durée respective des contractions des oreillettes et des ventricules me paraît être déterminée assez exactement de la manière suivante. Sur la durée totale du temps dans lequel se font les contractions successives des diverses parties du cœur, un tiers au plus et même un quart est rempli par la systole des oreillettes; un quart, ou un peu moins, par un repos absolu, et la moitié ou à peu près par la systole des ventricules.

Ces observations peuvent paraître assez minutieuses à la lecture: j'ose croire cependant qu'elles seront trouvées exactes et faciles à vérifier par tout médecin qui voudra écouter pendant quelques minutes les battements du cœur chez un homme sain et d'une certaine vigueur.

La rareté du pouls est la circonstance la plus favorable pour en reconnaître l'exactitude.

(1) *Post auricularum constrictionem celerrimè in calido et sano animale, aliquantò lentiùs in frigido et languente, et nonnunquam satis magno etiam in calidis têmpusculo interposito, sequitur ventriculorum contractio.* (*Elem. phys.*, sect. IV, § XXI.)

Quand le pouls est lent et rare à la fois, la contraction des ventricules est plus longue que dans l'état naturel (1). Le bruit qui l'accompagne est plus sourd, l'oreille est moins fortement soulevée: la systole des oreillettes, au contraire, a toujours sa brièveté et son bruit ordinaires; elle paraît même plus courte à raison du temps plus long employé par la systole des ventricules. Le repos après la contraction des oreillettes n'est pas sensiblement plus court.

Quand le pouls est « rare et vif » à la fois, ce repos est plus long que dans l'état ordinaire, et par conséquent plus sensible. Je l'ai trouvé égal à la durée de la contraction des ventricules chez un apoplectique dont le pouls, très prompt, ne battait qu'environ cinquante-huit fois par minute. Chez un autre individu qui présentait des signes avant-coureurs de la même maladie, et dont le pouls, également prompt, ne battait que quarante fois par minute, j'ai trouvé que ce repos occupait un temps égal à celui dans lequel se faisaient les contractions successives des ventricules et des oreillettes.

Il suit de ces observations que le cœur, loin d'être dans un état de mouvement continuel, comme on le pense communément, présente des alternatives de repos et d'action dont les sommes compa-

(1) Je n'ai pas besoin de dire que cette comparaison de l'état ordinaire à un état dans lequel le pouls est plus rare a été faite sur le même sujet.

rées ne s'éloignent guère des proportions que présentent sous le même rapport beaucoup d'autres muscles de l'économie animale, et particulièrement le diaphragme et les muscles intercostaux. En effet, en admettant, par un calcul approximatif très voisin de l'exactitude, que, sur la durée totale du temps rempli par la succession complète des mouvements du cœur, un quart est occupé par un repos absolu de toutes ses parties, une moitié par la contraction des ventricules et un quart par celle des oreillettes, on trouvera que, sur vingt-quatre heures, les ventricules ont douze heures de repos et les oreillettes dix-huit. Chez les individus dont le pouls donne habituellement moins de cinquante pulsations par minute, le repos des ventricules est de plus de seize heures par journée. Les muscles du mouvement volontaire eux-mêmes n'en ont souvent pas davantage chez les hommes livrés à des travaux pénibles; et parmi ceux surtout qui servent à maintenir le tronc et la tête dans l'état de station, il en est certainement qui se reposent moins, d'autant plus que leur action n'est pas toujours complètement interrompue par le sommeil.

D'un autre côté, les muscles soumis à l'empire de la volonté, comme ceux des membres, et qui sont par cela même exposés à recevoir d'elle une grande énergie de contraction, sont aussi ceux qui jouissent du repos le plus long. Chez un piéton qui aura marché douze heures sur vingt-quatre, les muscles des jambes et des cuisses n'auront réellement agi que pendant six heures, puisque les mouvements des fléchisseurs et des extenseurs sont alternatifs: ceux du tronc, au contraire, auront été pendant tout le temps de la marche dans un état de contraction à peu près continuelle, mais beaucoup moins énergique et en quelque sorte automatique. D'où l'on peut conclure que, chez un homme sain, et qui, suivant les règles de l'hygiène, se livre habituellement à un exercice proportionné à ses forces, la somme du mouvement est à peu près la même dans chaque ordre de muscles, et que le cœur ne fait pas exception à cet égard. On peut encore tirer des mêmes faits cette autre conclusion, conforme d'ailleurs à l'expérience, que les professions qui, comme celle de laboureur, conduisent à exercer d'une manière à peu près égale les diverses parties du système musculaire, sont les plus favorables à la santé.

Cette distribution à peu près égale du mouvement dans le système musculaire, malgré une grande inégalité apparente, semble, au reste, être le résultat d'une loi générale dans la nature. Ainsi la durée moyenne du jour, la température moyenne, ne diffèrent pas sensiblement, malgré les apparences contraires, au Sénégal et à Pétersbourg, et une année dans le même climat ne présente pas sous ces rapports, non plus que sous celui de la quantité de pluie, de différence notable avec l'année qui la précède ou qui la suit. Le calcul qui précède est exact, soit que l'on suppose que la dilatation du cœur est passive, soit que l'on admette, comme je suis très porté à le faire avec Péchlin (1), qu'elle est active : car dans le dernier cas même il n'est pas supposable que les mêmes faisceaux musculaires produisent la contraction et la dilatation des cavités du cœur.

La rareté du pouls est une circonstance favorable pour reconnaître l'isochronisme de la contraction des ventricules et de la pulsation artérielle.

Quand, au contraire, le pouls est plus fréquent que dans l'état naturel, c'est-à-dire, quand il bat plus de soixante-douze fois par minute, cet isochronisme est difficile à distinguer; le repos après la contraction des oreillettes ne se distingue plus, et la durée de la contraction des ventricules est moindre; celle de la contraction des oreillettes reste la même, ou, si elle est plus courte, cette différence est insensible.

Ces changements sont d'autant plus prononcés que la fréquence du pouls est plus grande. Il s'y joint ordinairement une diminution de l'impulsion et une augmentation du bruit produit par la contraction des ventricules.

Il résulte de ces observations et des précédentes

(1) L'expérience sur laquelle Péchlin fonde son opinion consiste à tenir dans la main le cœur d'un animal vigoureux, d'un requin, par exemple, au moment où il vient d'être séparé du corps : la dilatation des ventricules est assez énergique pour qu'on ne puisse l'empêcher en serrant fortement.

(p. 38), que, quand la contraction des ventricules devient plus lente que dans l'état ordinaire, l'excédant de sa durée n'est pas ordinairement pris sur le temps de la systole des oreillettes, ni même sur celui du repos, mais qu'il allonge la somme du temps rempli par les contractions du cœur: aussi le pouls est-il toujours plus rare dans ces cas.

L'hypertrophie des ventricules, lorsqu'elle est médiocre, présente en quelque sorte une exagération du rhythme naturel du cœur. La contraction des ventricules, moins sonore, devient plus facile à distinguer de celle des oreillettes. Le repos après cette dernière est bien marqué, et contraste sensiblement avec le bruit qui le précéde et le mouvement qui le suit.

Mais dans l'hypertrophie portée à un très haut degré, le rhythme du cœur est singulièrement altéré. La contraction des ventricules devient extrêmement longue: ce n'est d'abord qu'un mouvement obscur et profond, mais qui augmente graduellement, soulève l'oreille, et produit enfin la sensation du choc. Cette contraction n'est accompagnée d'aucun bruit; ou, s'il en existe, il se réduit à une sorte de murmure analogue à celui de la respiration. La contraction des oreillettes est extrêmement brève et presque sans bruit; on l'entend à peine; quelquefois même elle est tout à fait insensible, et à peine la systole des ventricules a-t-elle cessé qu'ils recommencent à se soulever de nouveau. L'intervalle de repos n'existe plus ou se confond avec le commencement presqu'insensible de la contraction des ventricules.

Dans les cas extrêmes, on n'entend réellement rien, si ce n'est l'espèce de murmure que nous venons d'indiquer, et l'on sent seulement un soulèvement correspondant à chaque battement du pouls.

Il me paraît évident que la brièveté plus grande de la contraction des oreillettes ou son absence apparente ne tient pas seulement, dans ce cas, à la diminution de leur force contractile, mais encore à ce que cette contraction commence alors avant que celle des ventricules ait tout à fait cessé. Cela devient surtout sensible dans certains moments où les oreillettes, se contractant avec plus de force et d'une manière en quelque sorte convulsive, font entendre une systole très sonore, qui semble anticiper sur celle des ventricules et l'arrêter au milieu de son développement. Cette anticipation, qui a souvent lieu dans les palpitations, produit un effet très difficile à décrire, quoique facile à reconnaître quand on l'a entendu une fois: c'est une sorte de soubresaut analogue à celui que produirait un ressort placé au-dessous du cœur, et qui, se détendant, viendrait à le frapper subitement et à interrompre son mouvement. Il semble, en un mot, que ce mouvement ne procède pas du cœur lui-même, mais d'un organe contractile plus vigoureux placé au-dessous de lui.

Cette contraction est quelquefois double, c'est-à-dire, que l'on en entend deux successives sans aucun intervalle; mais immédiatement après, le cœur reprend son rhythme précédent, et cet accident, pendant lequel il me paraît qu'il y a toujours une sorte de disposition à la défaillance, n'est jamais que momentané. Il est quelquefois difficile à distinguer des pulsations complètes très brèves dont il sera parlé à l'article des palpitations.

Lorsque les parois du ventricule gauche sont naturellement minces, ou lorsqu'elles sont amincies, même à un degré médiocre, par l'effet d'une dilatation, le rhythme des battements du cœur devient tout à fait différent.

L'intervalle de repos après la contraction des oreillettes n'est plus sensible. La contraction des ventricules est plus sonore; elle surpasse moins sensiblement en durée celle des oreillettes, et ne s'en distingue plus autant par la nature du bruit. De ces dispositions, il suit nécessairement que, chez les sujets ainsi constitués, le pouls doit être habituellement fréquent, et le synchronisme de la systole des ventricules et de la diastole artérielle plus difficile à reconnaître. Ces sujets sont par là même peu propres à fournir un premier objet d'observation à l'homme qui veut étudier le mécanisme de la circulation à l'aide du cylindre. Il vaut mieux ne s'en occuper qu'après avoir bien reconnu, sur des sujets plus heureusement constitués, le rhythme naturel et parfait du cœur que nous avons exposé ci-dessus (p. 34).

Aux phénomènes que nous venons d'exposer se joignent, comme nous l'avons dit, un choc moindre pendant la contraction des ventricules (p. 26), et une grande étendue des battements du cœur (p. 20). Ces signes réunis indiquent constamment un cœur disposé à la dilatation, c'est-à-dire, pour prendre un terme de comparaison dans un objet qui ne peut en avoir de fixe, un cœur dans lequel les parois du ventricule gauche ont, au plus, une épaisseur double de celles du ventricule droit.

Cet état du cœur est naturel ou congénital chez beaucoup d'hommes. Les sujets chez lesquels il existe peuvent vivre pendant un grand nombre d'années dans un état de santé assez parfait: seulement cette disposition coïncide ordinairement avec une constitution délicate, une stature grêle et des muscles peu volumineux. Leur poitrine est étroite et leur respiration habituellement un peu courte. Dans les fièvres et les maladies des organes de la respiration, elles éprouvent, toutes choses égales d'ailleurs, une dyspnée plus grande que les malades d'une constitution différente. Pour peu qu'une semblable disposition augmente, il en résulte nécessairement une dilatation du cœur.

Les changements que cette dernière maladie produit dans le rhythme du cœur consistent seulement en une augmentation de tous les caractères qui indiquent un cœur à parois minces. La contraction des ventricules devient aussi courte et aussi bruyante que celle des oreillettes; et, par conséquent, le pouls devient très fréquent; l'isochronisme de la pulsation artérielle et de la contraction des ventricules devient impossible à sentir; quelquefois même il semble que, par un renversement de l'ordre naturel, le pouls vienne frapper les doigts au moment même où le bruit produit par la contraction des oreillettes se fait entendre. Ce phénomène n'est souvent qu'une illusion d'acoustique due à la fréquence des contractions du cœur. Mais cependant il est un certain nombre de sujets chez lesquels, dans l'état de santé même, l'isochronisme des battements des ventricules et du pouls n'est pas parfait, la diastole artérielle retardant toujours un peu. A ces signes tirés du rhythme des battements du cœur, il faut ajouter que ces battements ne produisent aucun choc sensible (p. 26), qu'ils s'entendent dans tous ou presque tous les points de la poitrine (p. 20), et quelquefois avec autant ou plus de force sous les clavicules et les aisselles qu'à la région même du cœur. Ce dernier caractère surtout peut être regardé comme pathognomonique, si le sujet n'est pas phtisique et pectoriloque dans les points dont il s'agit (voy. p. 29); il est, ainsi que tous les autres, d'autant plus prononcé que la dilatation est plus intense.

Tels sont les phénomènes que présente le rhythme régulier du cœur, tant dans l'état sain de cet organe, que lorsque les parois de ses ventricules sont épaissies ou amincies. Mais, dans beaucoup de circonstances qui toutes ne constituent pas des maladies ni même des indispositions sérieuses, ce rhythme est sujet à des anomalies variées: les médecins les réduisent ordinairement à trois espèces principales, les « palpitations, les irrégularités et les intermittences »: nous les rapporterons en conséquence à ces trois chefs, et nous les décrirons sous ces noms, après que nous aurons exposé les anomalies que présente le bruit du cœur.

J'ai supposé, dans tout ce chapitre, le cœur sain ou affecté d'une manière semblable et égale dans ses cavités droite et gauche; mais lorsque l'un des côtés du cœur seulement est affecté, et particulièrement dans le cas de rétrécissement des orifices, le rhythme, le bruit et la force d'impulsion des deux côtés peuvent différer assez pour qu'on puisse être tenté de croire à l'existence de deux cœurs.

J'ai employé partout l'expression de « contraction des oreillettes »: par cette expression, je n'entends rien préjuger sur une question élevée dernièrement par mon ami M. le docteur Barry, médecin distingué des armées anglaises. Ce médecin a cherché à démontrer par des expériences directes, dont il a présenté les résultats à l'Académie royale des Sciences, que la pression atmosphérique est la cause principale de la circulation veineuse (1).

(1) Voy. *Recherches expérimentales sur les Causes du mouvement du sang dans les viscères*, etc., par David Barry

Il remarque d'abord que la dilatation des parois de la poitrine dans l'inspiration produit une tendance au vide dans toute la cavité thoracique; que les parois du péricarde et du cœur suivent ce mouvement; d'où il résulte qu'en même temps que l'air se précipite dans les bronches, le sang est attiré avec rapidité dans l'oreillette droite, et par la même raison, ainsi que par suite de la pression qu'éprouvent les vaisseaux pulmonaires, il se précipite en même temps dans l'oreillette gauche. Les expériences principales sur lesquelles se fonde M. Barry sont les suivantes: 1° si l'on introduit dans la veine jugulaire interne d'un cheval un tube de verre coudé qui plonge de l'autre côté dans un vase plein d'une liqueur colorée, cette liqueur est attirée à chaque inspiration dans la veine, et bientôt il ne reste plus rien dans le vase; 2° la même expérience faite en adaptant le tube de verre à un siphon métallique que l'on introduit dans le péricarde donne absolument le même résultat; 3° si, après avoir incisé les téguments de l'abdomen d'un cheval et écarté la masse intestinale, on dégage la veine cave et on la tient quelque temps dans la main, on sent la veine se vider régulièrement et devenir flasque à chaque inspiration. Témoin de plusieurs des expériences de M. Barry,

M.-D., chevalier de l'ordre de la Tour et de l'Epée, ex-premier chirurgien de l'armée portugaise. Paris, 1825, chez Crevot, libraire.

je suis convaincu de l'exactitude de son opinion, quant à l'influence de la pression atmosphérique sur la circulation veineuse, influence à laquelle on n'avait fait jusqu'ici aucune attention (1). La découverte de M. le docteur Barry est, à mon avis, le complément le plus remarquable qu'ait encore reçu celle de son illustre compatriote Harvey. Or, en admettant, comme je le fais, la proposition de M. Barry, il semble d'abord évident qu'on ne peut

(1) La manière dont Haller a traité la question du mouvement du sang dans les veines montre combien il est quelquefois difficile d'atteindre la vérité, lors même qu'on est arrivé à la toucher, pour ainsi dire, du doigt. Après avoir posé en principe que la principale cause du mouvement du sang veineux est l'action même du cœur, il entrevoit la tendance au vide dans les oreillettes (*Elem. physiol.*, lib. VI, sec. IV, § 4); mais cependant il regarde l'action musculaire (*ibid.*, § 6) comme la cause qui contribue le plus au mouvement du sang dans les veines après l'impulsion primitive donnée par le cœur. Plus loin, il décrit avec soin les phénomènes de la *dérivation* opérée par l'ouverture d'une veine ou par l'abord du sang, rendu plus facile dans diverses parties du système veineux à raison de circonstances accidentelles ; et il oublie de rechercher la cause de ce phénomène, qui est évidemment la pression atmosphérique. Enfin, il arrive aussi près que possible du fait découvert par M. Barry. Il a vu les veines se désemplir manifestement dans l'inspiration, se gonfler dans l'expiration. Mais ici il cesse d'observer ; il *suppose* que ce dernier phénomène a lieu par *reflux* (*ibid.*, § 10), et il s'en tient à cette proposition, que la respiration peut être rangée parmi les causes qui d'un côté favorisent et de l'autre retardent le mouvement du sang veineux : *quæ motum sanguinis venosi partim adjuvant, partim morantur, neque adeo inter auxiliares causas recte referuntur, neque inter eas quæ sanguinis venosi motum retardant* (§ 8).

se refuser à regarder avec lui les oreillettes comme des réservoirs habituellement pleins où les ventricules puisent à chaque diastole; et que dès lors ce que j'ai décrit sous le nom de « contraction des oreillettes » ne doit s'entendre que de leurs sinus ou appendices. S'il en était autrement, et si l'oreillette se contractait en totalité, l'inspiration devrait constamment déranger la régularité des battements du cœur, ce qui n'arrive pas. Je crois que la vérité se trouve ici dans un moyen terme. Il me paraît évident, comme à M. Barry, que les oreillettes sont des réservoirs qui contiennent habituellement beaucoup plus de sang que les ventricules n'en prennent à chaque diastole, et que le sinus ou l'appendice se contracte avec beaucoup plus d'énergie que le corps de l'oreillette; mais ce dernier ne me paraît pas pour cela entièrement passif, et l'inspection attentive du cœur mis à nu chez un animal me paraît même prouver que la totalité de l'oreillette se contracte avec les ventricules, quoique cette contraction soit beaucoup plus énergique et plus sensible dans le sinus. Si l'inspiration ne produit habituellement aucune altération dans le rhythme du cœur, c'est sans doute parce que, le tissu de l'oreillette étant éminemment élastique et extensible, peut être notablement distendu sans inconvénient au moment même où le mouvement de contraction vient à coïncider avec l'inspiration.

Si l'on rapproche des expériences de M. le docteur

Barry l'observation de Péchlin sur la dilatation active du cœur d'un requin ou de tout autre animal vigoureux, au moment où on vient de le séparer du corps, dilatation tellement énergique qu'elle fait ouvrir la main qui tente de la comprimer (1), le mécanisme de la circulation veineuse devient facile à comprendre. Le sang arrive en abondance dans les oreillettes à chaque inspiration, et les ventricules puisent à chaque diastole dans ces réservoirs. La contraction de l'oreillette est une réaction nécessitée par la dilatation du ventricule: elle empêche l'effet du vide de se faire sentir, parce qu'elle est isochrone à la diastole du ventricule. Beau-

(1) Je sais les objections que l'on peut faire contre l'expérience de Péchlin. On peut penser que le gonflement et le raccourcissement des fibres du cœur dans la contraction peut simuler une dilatation. M. Barry a remarqué (Mémoire cité) qu'aucun faisceau des fibres du cœur ne semble disposé pour la dilatation, ce qui ne me paraît pas rigoureusement exact, même pour les parois des ventricules, et ce qui est évidemment inexact pour les piliers, puisqu'ils sont disposés de telle manière que leur contraction doit nécessairement abaisser les valvules. Mais il n'est nullement nécessaire que la dilatation des ventricules soit active pour que le mécanisme de la circulation soit tel que nous le concevons. Il est certain que les ventricules, après la cessation de leur contraction, ont plus de capacité que pendant sa durée, ou sont plus *dilatés*. Or, cette dilatation active ou passive suffit pour produire la tendance au vide, un *vide virtuel*, qui ne peut manquer d'appeler l'effet de la pression atmosphérique et d'attirer le sang de l'oreillette. On peut donc regarder au moins comme hasardée l'assertion de Harvey : « *Neque verum est quod vulgo auditur, cor ullo motu suo aut distensione sanguinem in ventriculis attrahere.* (*De Motu cordis*, cap. II.)

coup de faits plus ou moins connus s'expliquent aisément, ainsi que le remarque M. Barry, par ceux dont nous venons de parler, et entre autres l'abaissement du cœur dans l'inspiration et son élévation ou plutôt sa dilatation dans l'expiration; le reflux du sang dans les veines jugulaires par les efforts de la toux ou d'une expiration prolongée, et la mort subite déterminée par l'introduction de l'air dans la veine, accident qui a eu lieu deux ou trois fois depuis quelques années dans des opérations chirurgicales.

CHAPITRE V

DES ANOMALIES DU BRUIT DU CŒUR ET DES ARTÈRES

Les phénomènes dont je vais parler sont d'autant plus remarquables qu'entre tous ceux qu'a fait connaître l'auscultation médiate, seuls ils ne sont liés à aucune lésion des organes dans laquelle on puisse trouver leur cause. Ils se rattachent par des circonstances diverses à un phénomène sensible par le tact et non par l'ouïe, ainsi qu'à ceux que présente la grossesse; et je décrirai en conséquence successivement dans ce chapitre le « bruit de soufflet du cœur et des artères », le « frémissement cataire », et les « phénomènes d'acoustique qui existent dans l'état de grossesse ».

ARTICLE PREMIER

DU BRUIT DE SOUFFLET

Le cœur et les artères donnent dans certaines circonstances, au lieu du bruit qui accompagne naturellement leur diastole, celui que je désigne sous le nom générique de « bruit de soufflet », parce que, dans le plus grand nombre des cas, il ressemble exactement à celui que produit cet instrument lorsqu'on s'en sert pour animer le feu d'une cheminée, et il est souvent tout aussi intense. Cette comparaison est de la plus parfaite exactitude. Ce bruit peut cependant présenter beaucoup de variétés, et dont quelques-unes sont même telles que l'on aurait peine à croire qu'elles ne constituent, au fond, qu'un seul et même phénomène. Mais la rapidité avec laquelle elles se succèdent et la manière insensible dont elles dégénèrent l'une dans l'autre, ne permettent aucun doute à cet égard. Elles peuvent se réduire à trois, que je désignerai sous les noms suivants: 1° « bruit de soufflet proprement dit »; 2° « bruit de scie ou de râpe »; 3° « bruit de soufflet musical ou sibilant ».

Bruit de soufflet proprement dit. — Le bruit de soufflet peut accompagner la diastole du cœur et celle des artères, et leur est lié de telle manière qu'il remplace et fait disparaître entièrement le bruit qui leur est naturel, en sorte qu'à chaque diastole, le ventricule, l'oreillette ou l'artère dans lesquels se passe le phénomène font entendre distinctement un coup de soufflet dont le bruit cesse pendant la systole. Cependant, dans des cas très rares, le bruit de soufflet, dans les carotides surtout, et même dans le cœur, se change en un murmure continu analogue à celui de la mer, ou à celui que l'on entend lorsqu'on approche de son oreille un gros coquillage univalve: alors on ne peut plus distinguer ou l'on ne distingue que très faiblement la saccade de la diastole. Quelquefois ce bruit continu existe dans une des carotides ou des sous-clavières, tandis que l'artère congénère donne le bruit de soufflet ordinaire, c'est-à-dire rhythmique et isochrone à la diastole artérielle. Le plus souvent, le bruit de soufflet est exactement circonscrit par le calibre de l'artère ou par la capacité d'un ventricule. D'autres fois, au contraire, il est diffus et semble se faire dans un espace beaucoup plus vaste que l'artère ou le cœur, dont on ne sent plus du tout l'impulsion ni la forme.

Bruit de scie ou de râpe. — Le bruit de scie est tout à fait semblable à celui que donne cet instrument à une distance plus ou moins grande; il ressemble encore assez bien à celui d'une râpe ou lime à bois, et il porte avec lui la sensation âpre que donne le bruit de ces instruments.

Bruit de soufflet musical ou sibilant. — Cette variété ne se présente que dans les artères, ou au moins je ne l'ai jamais rencontrée dans le cœur. Le bruit de soufflet artériel dégénère fréquemment, et surtout dans les moments où le malade est plus agité que de coutume par une cause quelconque, en un sifflement analogue à celui du vent qui passe à travers une serrure ou à la résonnance d'une corde métallique qui vibre longuement après avoir été touchée. La résonnance du diapason dont on se sert pour accorder les instruments à clavier, peut encore être imitée parfaitement par le bruit sibilant des artères.

Ces sons, toujours peu intenses, sont cependant très appréciables, et on peut facilement trouver la note qu'ils représentent à un diapason donné; bien plus, dans des cas, rares il est vrai, la résonnance monte ou descend par intervalles d'un ton ou d'un demi-ton, comme si l'artère était devenue une corde vibrante sur laquelle un musicien, en avançant ou reculant le doigt, ferait résonner successivement deux ou trois notes. Ce fait étant un des plus extraordinaires de ceux que m'ait présentés l'auscultation, j'en rapporterai ici un exemple remarquable.

Le 13 mars 1824, je fus consulté par une dame chez laquelle je trouvai quelques signes de phthisie pulmonaire. En explorant la région sous-clavière droite j'entendis un bruit de soufflet médiocrement intense. Je voulus voir s'il n'existait pas aussi dans la carotide du même côté. Je fus étrangement surpris d'entendre, au lieu du bruit de soufflet, le son d'un instrument de musique exécutant un chant assez monotone, mais fort distinct et susceptible d'être noté. Je crus d'abord que l'on faisait de la musique dans l'appartement situé au-dessous de celui dans lequel nous étions. Je prêtai l'oreille attentivement; je posai le stéthoscope sur d'autres points: je n'entendis rien. Après m'être ainsi assuré que le son se passait dans l'artère, j'étudiai le chant: il roulait sur trois notes formant à peu près un intervalle d'une tierce majeure; la note la plus aiguë était « fausse » et un peu trop basse, mais pas assez pour pouvoir être marquée d'un « bémol ». Sous le rapport de la « valeur » ou durée, ces notes étaient assez égales entre elles. La « tonique » seule était de temps en temps prolongée, et formait une « tenue » dont la valeur variait. Je notai en conséquence ce chant ainsi qu'il suit:

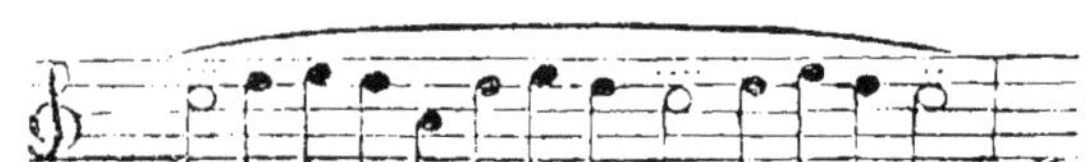

Le son était faible et comme éloigné, un peu aigre et fort analogue à celui d'une guimbarde, avec la différence que cet instrument rustique ne peut exécuter que des notes pointées, et qu'ici, au contraire, toutes les notes étaient coulées. Le passage d'une note à une autre était évidemment déterminé par la diastole artérielle, qui, dans les tenues mêmes, rendait parfaitement la légère saccade que les musiciens expriment par un « coulé-pointé ». La faiblesse du son m'avait fait croire au premier moment qu'il se passait dans l'éloignement; mais en écoutant attentivement et touchant du doigt l'artère, on reconnaissait que le son était lié à un léger frémissement de l'artère, qui, dans ses diastoles, semblait venir frotter en vibrant l'extrémité du stéthoscope. De temps en temps d'ailleurs la « mélodie » cessait tout à coup et faisait place à un bruit de râpe très fort. Cette alternation faisait un effet dont je ne puis donner l'idée, au risque d'employer une comparaison bizarre, qu'en le comparant à une marche militaire dans laquelle les sons des instruments guerriers sont de temps en temps interrompus par le bruit rauque du tambour.

J'étudiai ces phénomènes pendant plus de cinq minutes. J'interrompis ensuite l'examen, et je notai ce qui précède en attendant mon confrère M. le docteur Boirot-Desserviers, médecin des eaux de Néris, qui devait voir avec moi la malade. A son arrivée, nous ne trouvâmes plus dans la carotide qu'un bruit de soufflet, médiocre quant à l'intensité, mais extrêmement diffus et presque continu. La sous-clavière n'en donnait plus du tout. La carotide et la sous-clavière gauches étaient dans l'état naturel ainsi que le cœur. Le pouls était régulier et donnait quatre-vingt-quatre pulsations par minute. La malade toussait depuis plusieurs mois et avait quelquefois craché du sang en certaine quantité. Elle était sujette en outre à éprouver une agitation nerveuse assez marquée.

Depuis cette époque, j'ai rencontré deux sujets dont les carotides sifflaient sur deux notes à un intervalle d'un ton :

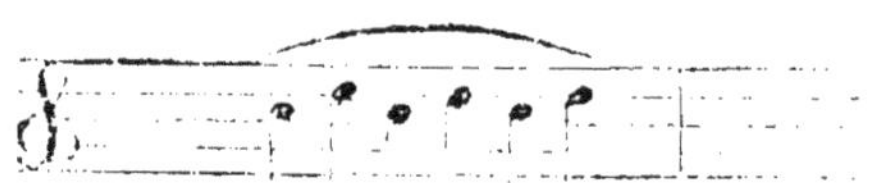

et un troisième chez lequel le sifflement, prolongé jusqu'à la diastole suivante, montait alors d'un demi-ton :

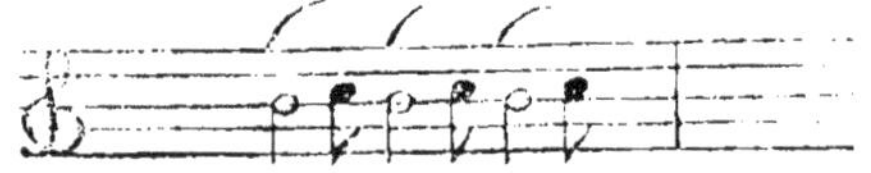

Chez une dame d'une constitution très nerveuse, et âgée d'environ trente ans, qui me consulta au mois de juillet 1825, et qui était attaquée d'une légère hypertrophie avec dilatation du ventricule gauche du cœur, ce ventricule donnait un bruit de soufflet très marqué. La carotide droite donnait un souffle sibilant léger analogue au son d'un diapason. Ce sifflement était par moments isochrone à la pulsation artérielle; d'autres fois il se prolongeait et se joignait à la pulsation suivante de manière qu'on ne pouvait plus distinguer l'isochronisme, et que l'effet de ce sifflement ressemblait à la voix d'un ventriloque ou à celle d'un ramoneur entendue de loin, et sans qu'on puisse distinguer les mots, à raison de l'éloignement et de l'étroitesse du tuyau de la cheminée. Le lendemain ce phénomène n'existait plus.

Le bruit du soufflet sibilant pourrait quelquefois être confondu dans l'artère sous-clavière, par un observateur inexpérimenté, avec des bruits dont le siège et la nature sont tout à fait différents. Quelquefois les pulsations de cette artère battant violemment pressent assez fortement le sommet du poumon pour y déterminer, dans quelques rameaux bronchiques, un râle sibilant ou muqueux manifeste, et dont on reconnaît aisément la cause par son isochronisme avec la pulsation artérielle. Je crois même me rappeler avoir entendu le tintement métallique déterminé de cette manière dans une excavation tuberculeuse du sommet du poumon.

Le bruit de soufflet du cœur devient rarement sibilant, et jamais d'une manière très marquée.

Le bruit de soufflet, tant dans le cœur que dans

les artères, peut exister avec ou sans augmentation de la force d'impulsion.

Le bruit de soufflet peut se manifester à la fois dans les quatre cavités du cœur et dans toute l'étendue du système artériel. Je ne crois pas que les veines puissent le donner. Cependant j'ai quelquefois soupçonné que le bruit de soufflet confus et sans diastole distincte que l'on entend surtout sur les parties latérales du cou, avait son siège dans les jugulaires internes; mais comme au bout de quelques heures le bruit redevenait rhythmique et isochrone à la pulsation de la carotide, il me paraît évident que, dans l'un et l'autre cas, cette artère en était toujours le siège. Le bruit de soufflet occupe beaucoup plus souvent les ventricules du cœur que les oreillettes: cependant il existe quelquefois uniquement dans ces dernières; très souvent il n'existe que dans l'un des ventricules. Il existe souvent à un haut degré dans le cœur, sans que les artères donnent aucun bruit semblable; plus rarement ces dernières donnent le bruit de soufflet simple ou sibilant, le bruit du cœur étant tout à fait naturel. Ordinairement un petit nombre d'artères le présentent à la fois, tandis que les troncs dont elles naissent et les rameaux dans lesquels elles se terminent ne donnent que leur bruit normal. Les carotides et les sous-clavières sont celles qui le présentent le plus ordinairement; viennent ensuite l'aorte ventrale, la crurale et la brachiale. Les artères du côté droit le donnent plus fréquemment et avec une plus grande intensité de son que celles du côté gauche.

Causes du bruit de soufflet. — J'ai vu mourir de maladies aiguës ou chroniques très variées un assez grand nombre de sujets qui avaient présenté le bruit de soufflet pendant les derniers temps de leur vie, et quelquefois pendant plusieurs mois, d'une manière très manifeste, dans le cœur et dans diverses artères; et à l'ouverture de leur corps, je n'ai touvé aucune lésion organique qui coïncidât constamment avec ces phénomènes, et qui ne se rencontre fréquemment chez des sujets qui ne les ont nullement présentés. Dans la première édition de cet ouvrage, j'avais considéré le bruit de soufflet du cœur comme un signe du rétrécissement de ses orifices, et effectivement il existe presque toujours dans ce cas; mais je l'ai aussi rencontré très fréquemment depuis chez des sujets qui n'avaient rien de semblable; et, d'un autre côté, j'ai trouvé des ossifications des valvules dont l'existence n'avait pas été annoncée par cette anomalie. J'avais également remarqué que le bruit de soufflet du cœur se manifestait souvent dans l'agonie et dans d'autres circonstances où le cœur est trop plein de sang, et qu'il cédait alors quelquefois promptement à la saignée. J'inclinais à la même époque vers l'idée que le bruit de soufflet des artères se liait à la rougeur artérielle regardée par quelques auteurs modernes comme une affection inflammatoire, et à laquelle nous consacrerons un chapitre particulier. Mais depuis, chez tous les sujets que j'ai eu occasion d'ouvrir après avoir présenté le bruit de soufflet artériel, j'ai trouvé les membranes de l'artère pâles et tout à fait saines.

Le bruit de soufflet du cœur se rencontre aussi très fréquemment chez des sujets qui n'ont aucune affection organique de ce viscère.

D'après ces données, il ne restait que deux conjectures à faire sur la cause du bruit de soufflet artériel, et il est évident qu'il était dû à un état vital particulier, à une sorte de spasme ou de tension de l'artère; ou bien il devait son origine à un état particulier du sang ou à la manière dont ce liquide était mû. Cette dernière supposition n'était guère admissible, puisque souvent le phénomène existe dans la carotide ou l'artère brachiale, la sous-clavière et l'aorte ascendante ne le donnant pas, et j'inclinais en conséquence vers la première hypothèse, lorsque M. Erman, secrétaire de la classe de physique de l'Académie royale des sciences de Berlin, me fit l'honneur de m'écrire, au sujet de mon ouvrage, au mois de mars 1820. Il me faisait connaître des expériences acoustiques sur la contraction musculaire qu'il avait faites plusieurs années auparavant, et qui ont été insérées dans les « Annales de physique de Gilbert »(1).

Les expériences dont il s'agit pouvant conduire à la solution de la question dont nous nous occu-

(1) Gilbert's, *Annalen für Physick.*, ann. 1812, t. I, p. 19.

pons en ce moment, je vais les exposer, ainsi que quelques autres qu'elles m'ont suggérées. Voici les faits qui m'ont été communiqués par M. Erman; je les extrais de sa lettre même, où ils sont présentés sous un point de vue plus en rapport avec notre objet que dans le mémoire dont je viens de parler.

Première expérience de M. Erman. — Si on applique l'oreille sur le poignet d'un homme qui serre fortement le poing, on entend un bruit tout à fait analogue à celui d'une voiture roulant rapidement dans le lointain, et qui, comme ce dernier, se compose de plusieurs bruits successifs et très rapprochés. Si la contraction musculaire cesse, le bruit disparaît entièrement; si elle augmente, les vibrations partielles qui constituent le bruit de rotation deviennent plus fréquentes; si au contraire l'intensité de la contraction diminue, les vibrations deviennent plus rares et leurs intervalles paraissent plus longs.

Deuxième expérience de M. Erman. — Si, l'oreille, et la mâchoire appuyées sur un corps d'une densité moyenne, comme un coussin de cuir ou un livre broché, on serre fortement entre les dents molaires un nœud fait dans un mouchoir, on obtient absolument le même résultat.

M. Erman conclut de ces expériences que la contraction musculaire se compose de « reprises et d'intermittences successives »; que cette succession est d'autant plus rapide que la contraction est plus intense, de sorte que l'on peut déterminer exactement son degré d'énergie à l'aide d'une montre à secondes.

Depuis que M. Erman a voulu me communiquer ces résultats, j'ai appris que M. Wollaston avait publié des expériences semblables, dans les Transactions philosophiques pour l'année 1810. Je ne sais si M. Erman en a eu connaissance, ce qui me semble assez probable d'après leur ressemblance. Le fait du bruit donné par la contraction musculaire, dans l'obturation de l'oreille avec le pouce, avait d'ailleurs été reconnu, ainsi que le remarque M. Wollaston, par « Grimaldi »(1) qui l'attribuait à « l'agitation des esprits animaux qui courent çà et là perpétuellement ».

Les expériences de M. Wollaston sont, au reste, les mêmes que celles qu'a faites depuis M. Erman. Il en tire exactement les mêmes conclusions, et il a cherché en outre à démontrer, par une expérience ingénieuse, que la rapidité des bruits successifs dont se compose le bruit rotatoire est en raison directe de l'énergie de la contraction musculaire. A cet effet, pour parvenir à compter ces bruits successifs, il a fait, le long d'un des bords d'une planche d'environ deux pieds et demi de longueur, des crans ou coches, à un huitième de pouce de distance; plaçant ensuite le coude sur l'une des extrémités de cette planche, et pressant l'ouverture

(1) *Physico-mathesis de lumine*, p. 383.

du conduit auditif externe avec le pouce, de manière à déterminer le bruit musculaire, il promena un bâton arrondi le long des crans de la planche avec une rapidité qu'il chercha à rendre telle que le passage d'un cran à l'autre fût isochrone à la succession des bruits musculaires partiels, et il lui sembla qu'il parvenait aisément à obtenir ce résultat: il trouva, de cette manière, en comptant les crans de la planche, que le maximun des contractions observées dans une seconde était de 35 ou 36, et le minimum de 14 à 15, et que les contractions étaient d'autant plus rapides que le mouvement musculaire était plus énergique.

M. Wollaston paraît, au reste, sentir lui-même que ce mode de détermination n'a rien de bien exact. Pour moi, il m'a paru tout à fait impossible de comparer les successions de sons dont il s'agit sous le rapport de la vitesse, et je doute qu'on puisse y parvenir, soit à l'aide de la montre à secondes seule, soit même en y joignant un terme de comparaison analogue à celui dont s'est servi M. Wollaston. La pensée ne peut suivre en calculant une telle rapidité et reste même fort en arrière. J'ai cherché quelquefois à compter aussi vite qu'il m'était possible, les yeux fixés sur une pendule, soit en pensant les noms de nombre, soit en me servant de ceux des notes de la gamme, et je n'ai jamais pu arriver au-delà de 7 à 8 dans l'espace d'une seconde. Je sais que les doigts d'un musicien peuvent produire une succession de sons beaucoup plus rapide, et que l'oreille reconnaît si elle est bien ou mal exécutée, par un moyen de comparaison semblable à celui qu'a employé M. Wollaston. Elle estime la valeur des notes brèves par celle des notes plus longues qu'elle vient d'entendre; elle reconnaît les « doubles croches » à une vitesse double de celle des « croches », ou quadruples des « noires », et elle n'a ainsi qu'à comparer la différence de l'unité au double ou au quadruple, et si la même vitesse devient un peu plus grande, l'oreille ne peut plus juger qu'à peu près la différence du simple au double, et nullement les notes plus rapides: aussi les marque-t-on communément sans « valeur » sous le nom de « notes d'agrément » ou de « port de voix ». Si la vitesse de succession devient extrême, l'oreille peut à peine la distinguer de la simultanéité. Un « arpegio » rapide ressemble tout à fait à un accord, et tous les accords à trois ou quatre cordes du violon ou de la basse ne sont réellement que des « arpegio ». Par ces raisons, le moyen d'appréciation de M. Wollaston me paraît tout à fait nul.

Nous verrons d'ailleurs, tout à l'heure, qu'en répétant les expériences dont il s'agit d'une autre manière, il y a lieu de douter si la rapidité de succession des différents bruits est réellement moindre ou plus grande dans certaines circonstances. M. Erman m'engageait à répéter ses expériences à l'aide du stéthoscope, et à étendre ces observations à l'étude des affections spasmodiques et particulièrement du tétanos. Je les ai répétées un grand nombre de fois sur les muscles de toutes les parties du corps, et dans divers états de santé ou de maladie, et je vais exposer sommairement les résultats que j'en ai obtenus. Toutes les fois qu'on applique l'oreille nue ou armée du stéthoscope sur un muscle en contraction, et mieux encore sur une des extrémités de l'os auxquelles s'attache ce muscle, on entend un bruit analogue à celui d'une voiture qui roule dans le lointain, et qui, quoique continu, est évidemment formé par une succession de bruits très courts et très rapprochés. Mais il ne m'a pas paru que la rapidité de cette succession et l'intensité du bruit fussent dans un rapport bien constant avec l'énergie absolue ou relative de la contraction musculaire. Je n'ai pas observé de différence évidente à cet égard entre un homme de force moyenne et un matelot athlétique dont la force, mesurée par différents moyens, m'a paru à peu près quadruple de celle d'un homme ordinaire. L'énergie relative de la contraction ne m'a pas paru accélérer plus évidemment la rapidité de la succession des bruits successifs. Si, la tête appuyée sur un oreiller un peu ferme, on vient à contracter énergiquement les masseters et à diminuer ensuite la force de la contraction, dans le premier moment la roue semble rouler avec une grande rapidité sur un terrain égal; dans le second, au contraire, il semble qu'elle roule sur un pavé un peu cahoteux; ou si l'on se fait l'image d'une roue dentelée, la dentelure paraît fine et égale dans le premier cas, plus grosse et plus inégale dans le second, et par conséquent on est d'abord porté à penser que la succession soit évidemment diminuée, lorsqu'on desserre un peu les mâchoires. Quant à l'intensité du bruit elle paraît ordinairement plus grande quand la contraction est moindre. Si d'ailleurs on prolonge l'expérience, et si l'on maintient pendant quelque temps la contraction au degré où on l'a réduite, le bruit rotatoire reprend son premier caractère, et semble, comme en commençant, plus sourd et plus rapide.

Au reste, le bruit dont il s'agit n'accompagne pas toutes les contractions musculaires, et il en est de très énergiques qui ne le donnent nullement. Je vais exposer successivement les cas dans lesquels j'ai constaté l'existence ou l'absence de ce phénomène.

Quoique l'état de station exige une action musculaire puissante, aucun des muscles qui l'opèrent ne donne de bruit de rotation; mais si, dans cet état, on vient à tendre quelqu'un des muscles qui y concourent, ceux de la partie antérieure de la cuisse, par exemple, le bruit de rotation se fait entendre. Il en est de même dans la contraction tonique volontaire de tous les muscles. La contraction clonique volontaire, ou suivie d'un relâchement alternatif, donne un bruit beaucoup plus faible et presque insensible dans la plupart des cas;

elle est d'alleurs beaucoup plus difficile à étudier à raison des mouvements des membres.

Le tétanos et les autres spasmes toniques donnent quelquefois le bruit de rotation, mais à un degré médiocre, et très souvent ils ne le donnent pas du tout; je ne l'ai point entendu dans les muscles masseters et temporaux chez plusieurs sujets attaqués de trismus. Je ne l'ai trouvé dans aucun muscle chez une jeune fille attaquée d'une catalepsie très caractérisée; mais je l'ai entendu chez une dame attaquée d'un catochus dont les accès nocturnes duraient autant que le sommeil et cessaient au moment où elle se réveillait. Pendant toute la durée de l'accès, la malade restait dans un état de rigidité tétanique très difficile à vaincre; le stéthoscope, appliqué sur les muscles affectés, donnait un bruit de roulement marqué, mais plus faible que celui de la contraction volontaire.

Une contraction spasmodique très légère et dont l'état apparent du tronc et des membres n'avertit nullement, peut, au contraire, donner un bruit de rotation très intense, et souvent j'en ai entendu de semblables donnés par les grands pectoraux et les grands dorsaux, en explorant la poitrine de divers malades pendant qu'ils croisent les bras. Il faut même prendre garde de confondre ces bruits avec ceux qui se passent dans l'intérieur de la poitrine, et c'est à quoi l'on est exposé surtout si l'on emploie l'auscultation immédiate. Car l'effort nécessaire pour appliquer exactement l'oreille détermine toujours dans les muscles du cou de l'observateur lui-même un bruit de rotation très marqué.

J'ai entendu aussi un bruit de rotation très fort et qui me paraissait dû à la contraction du muscle peaucier, chez un sujet attaqué de fièvre continue grave.

J'ai cherché à étudier, à l'aide de l'auscultation, un mode de la contraction musculaire fort peu connu, dont, entre tous les physiologistes, Barthez seul, à ma connaissance, a dit quelque chose, et qu'il a désigné sous le nom de « force de situation fixe ». Certains individus, d'ailleurs d'une force médiocre, ont la singulière faculté de mettre quelque partie de leur corps dans une situation donnée, et de l'y maintenir par une sorte de spasme tellement énergique que l'on fracturerait plutôt les os que de vaincre la résistance musculaire. C'est surtout parmi les bateleurs que l'on rencontre des exemples de cette propriété. Ainsi l'on en voit qui portent des poids énormes sur la mâchoire inférieure, d'autres sur la jambe fléchie en arrière; quelques-uns, et ce sont ordinairement des femmes, posent l'occiput sur une chaise, les talons sur une autre, courbent leur corps en arc, et se font poser sur la poitrine une enclume du poids de plusieurs quintaux sur laquelle on coupe, à grands coups de marteau, une barre de fer. L'envie d'échapper au service militaire a porté plusieurs individus qui avaient cette force de situation fixe dans divers membres à simuler des ankyloses de l'épaule, du coude et du genou surtout. J'ai été témoin moi-même d'un cas de ce genre. Un militaire, homme d'une force et d'une stature moyennes, se présenta, en 1795, à la visite de réforme. Il venait de passer six mois à l'hôpital, à la suite d'un coup de feu qui ne paraissait avoir intéressé que la peau et le tissu cellulaire à un pouce au-dessus de la rotule droite. Cet homme était guéri depuis longtemps; mais la jambe était restée fléchie à angle droit sur la cuisse, et le genou paraissait ankylosé, quoique rien n'indiquât une affection de l'articulation. Tous les efforts d'extension faits par des hommes robustes furent inutiles, et en conséquence on lui donna son congé. Le jour même, l'un des chirurgiens qui avaient assité à l'examen le rencontra marchant très librement et la béquille sous le bras. Il paraît que des supercheries de ce genre se sont multipliées; car dans les dernières instructions relatives à la conscription, on trouve un article qui prescrit, dans les cas d'ankyloses sans déformation évidente de l'articulation, de faire mettre le membre dans une machine qui puisse produire une extension modérée, et de faire placer un factionnaire à côté de l'individu pendant un certain nombre d'heures pour l'observer.

La propriété dont il s'agit étant assez rare, j'ai été longtemps avant de trouver l'occasion de l'étudier. Enfin, je suis venu à me rappeler d'un jeu d'écolier qui m'a paru devoir rentrer tout à fait dans la catégorie des faits que Barthez entend désigner sous le nom de « force de situation fixe ». Si l'on affronte l'extrémité des doigts de chaque main à un pouce de distance du sternum, les coudes médiocrement écartés du tronc, que l'on applique une courroie sur chaque coude, et que deux hommes, chacun plus fort que le sujet de l'expérience, tirent sur les courroies de toutes leurs forces, mais sans saccade, ils ne parviendront jamais à lui faire écarter les doigts. Dans cet état, on ne s'aperçoit pas soi-même qu'on emploie une force très considérable pour résister à la traction qui se fait sur les membres. J'ai étudié par l'auscultation la contraction des muscles grands pectoraux et grands dorsaux pendant cette expérience, et je n'ai entendu aucun bruit de rotation.

De ces faits, contradictoires on peut conclure: 1° que la contraction musculaire est accompagnée, dans la plupart des cas, d'un bruit de rotation, c'est-à-dire, formé par la succession de sons intermittents ou rémittents, tellement rapprochés, qu'ils se confondent; 2° que les circonstances où il n'existe pas ne peuvent encore être déterminées qu'expérimentalement; 3° que la puissance de la contraction musculaire, considérée soit absolument, soit relativement à l'individu, ne paraît être pour rien dans la production ou l'intensité de ce bruit. J'ai trouvé également que l'intensité du bruit de rotation n'était proportionné ni au volume, ni à la longueur des muscles ou de leurs tendons; que ce bruit n'accompagne pas la roideur cadavérique; qu'il n'a pas lieu dans le moment où l'on détruit cette roideur en étendant avec force les muscles roidis, ni dans les mouvements que l'on imprime ensuite aux membres du cadavre; qu'il n'existe pas dans la contracture permanente et chronique des membres, telle que celle qui a lieu chez les scorbutiques, les sujets attaqués de goutte atonique, et quelques paralytiques par suite d'apoplexie.

En faisant les diverses expériences que je viens de rapporter, je fus souvent frappé de la ressemblance parfaite qu'a le bruit de soufflet des artères et du cœur. Dans l'expérience de la contraction des masseters, la tête appuyée sur l'oreiller, surtout si l'on contracte et resserre alternativement les muscles, on obtient un bruit tout à fait semblable à celui d'une artère qui donne le bruit du soufflet. Dans l'expérience suivante, la similitude est encore plus parfaite.

Si l'on applique le stéthoscope sur l'un des condyles de l'humérus d'un homme dont un aide soutient le bras, et qu'on lui dise d'étendre et de fléchir alternativement et sans efforts l'avant-bras sur le bras, on entend un bruit tout à fait semblable à celui que donne le jeu d'un soufflet. Cette similitude parfaite du bruit musculaire intermittent et du bruit de soufflet du cœur et des artères me paraît décider entièrement les questions que j'ai posées ci-dessus sur la nature de ce bruit, et prouver qu'il est dû à une véritable contraction spasmodique, soit du cœur, soit des artères. La possibilité d'un spasme du cœur n'a pas besoin d'être démontrée, puisque cet organe est musculaire. Quant aux artères, les fibres musculaires dont se compose leur membrane moyenne ou fibreuse semblent annoncer un tissu doué de la faculté de se contracter. Rien ne prouve d'ailleurs que le tissu musculaire seul soit susceptible de contraction et de spasme, ou plutôt une multitude de faits prouvent le contraire, puisque l'on trouve, dans divers cas pathologiques, les conduits cystique, hépatique ou cholédoque contractés au point d'empêcher le passage de la bile et de produire un ictère universel; que l'urètre et les conduits lacrymaux se contractent souvent manifestement sur la sonde, et que la peau même se crispe et présente la chair de poule par l'effet d'une impression morale.

D'un autre côté, les circonstances dans lesquelles se développe le bruit de soufflet, la rapidité avec laquelle il paraît et disparaît dans quelques circonstances, semblent annoncer un phénomène qui est sous la dépendance immédiate d'une anomalie de l'influx nerveux.

Le bruit de soufflet existe presque constamment dans le cœur chez les sujets atteints de rétrécissement des orifices de cet organe: il se rencontre assez souvent chez des sujets atteints d'hypertrophie ou de dilatation; mais on le trouve bien plus fréquemment encore, tant dans le cœur que dans les artères, chez des personnes qui n'ont aucune lésion de ces organes et qui sont attaquées d'affections très diverses. Le seul trouble de la santé qui m'ait paru coïncider constamment ou à peu près avec le bruit de soufflet du cœur et des artères, est une agitation nerveuse plus ou moins marquée, et qui est toujours en raison directe de l'étendue du bruit de soufflet, c'est-à-dire du nombre et du volume des artères qui le présentent. On ne rencontre, au contraire, jamais ce bruit dans l'organisme fébrile bien caractérisé, à moins que le sujet ne soit d'une grande mobilité nerveuse. Nous reviendrons, au reste, sur les symptômes concomitants et consécutifs du bruit de soufflet à l'article des névroses du cœur et des artères.

Lorsque le bruit de soufflet existe à la fois dans l'aorte, dans les carotides et dans les troncs artériels des membres, le malade est dans un état d'angoisse et d'anxiété extrêmes. Si le cœur et la plupart des artères présentent le même phénomène, la vie est en péril; mais cependant il est bien rare que le malade succombe, quand il n'y a pas en même temps affection organique du cœur. Quand, au contraire, une ou deux artères seulement sont affectées, les sous-clavières et les carotides, par exemple, l'état des fonctions n'annonce pas même toujours, à proprement parler, un état de maladie. Le bruit de soufflet est très commun à un léger degré chez les hypochondriaques et les femmes hystériques. Il se remarque surtout chez eux, dans la sous-clavière, dans la carotide et quelquefois dans l'aorte ventrale. Les jeunes gens délicats, irritables, sujets à des hémorrhagies sanguines, présentent surtout fréquemment ce phénomène; mais je l'ai trouvé aussi chez des hypochondriaques déjà sur le retour et très cachectiques. Je l'ai rencontré fréquemment chez des sujets attaqués d'hémorrhagies diverses, et entre autres d'hémoptysie, de ménorrhagie et d'apoplexie sanguine. Il est, au contraire, très rare chez les personnes atteintes d'inflammations franches et graves. Je l'ai rencontré seulement une fois dans toute l'étendue de l'aorte chez un enfant délicat et irritable attaqué du croup. Le phénomène persista plus de deux ans après la convalescence.

C'est surtout chez les hypochondriaques jeunes et d'une constitution un peu sanguine que l'on peut se convaincre que le bruit de soufflet n'a pas d'autres caractères que ceux d'une affection nerveuse et spasmodique. La plupart de ces sujets ne le présentent que par moments et dans une ou deux artères seulement. Si, lorsqu'ils sont dans un état de calme, on applique le cylindre sur la carotide ou au-dessous de la clavicule, on n'entend que le bruit naturel des artères. Mais que le malade vienne à s'agiter en quelque manière, qu'il marche un peu vite, qu'il tousse, qu'il inspire fortement, qu'il éprouve une émotion de plaisir ou de chagrin, d'espoir ou de crainte, le son de la saccade artérielle se change sur le champ en un bruit de soufflet qui quelquefois devient sibilant, et à mesure que le malade se calme, redevient sourd et finit par disparaître.

Chez ces sujets, après que le bruit de soufflet a tout à fait disparu, on peut le faire reparaître en pressant légèrement l'artère avec le doigt au-dessus du point où l'on ausculte, et surtout en diminuant et augmentant alternativement cette pression. Quelquefois même il suffit d'appuyer un peu fortement l'oreille sur le stéthoscope. Chez les sujets qui présentent le bruit de soufflet dans le cœur ou dans une artère, on le détermine souvent à volonté de la même manière dans une autre, et particulièrement dans les brachiales et les crurales.

Il me semble que les faits positifs et négatifs que nous venons d'exposer tendent tous à prouver que le bruit de soufflet est le produit d'un simple spasme, et ne suppose aucune lésion organique du cœur et des artères. Ce que nous dirons du frémissement cataire et des phénomènes de la grossesse confirmera encore cette proposition.

Avant de terminer cet article, nous croyons devoir dire deux mots de quelques phénomènes qu'un observateur peu expérimenté pourrait quelquefois confondre avec ceux dont nous venons de parler. Le premier est le bourdonnement de la conque marine; le second, le cliquetis métallique dont nous avons déjà parlé ailleurs; et le troisième est un bruit donné par le poumon dans certaines circonstances.

I. On sait que si l'on approche de son oreille un gros coquillage univalve tel qu'un buccin ou une grosse porcelaine, on entend un bourdonnement continu que le peuple dit être celui de la mer, et qui a lieu au reste, quoique d'une manière moins marquée, lorsqu'on fait l'expérience avec une carafe ou une cafetière. Ce bruit n'a rien de commun avec le bruit musculaire; car il a lieu également si l'on se contente d'approcher l'oreille à quelque distance d'un coquillage posé sur une cheminée. Il paraît dû au mouvement de l'air et à la répercussion des bruits légers qui se font autour de l'observateur; car le bruissement augmente lorsque quelqu'un écrit dans l'appartement où se fait l'expérience.

II. Nous avons déjà parlé ailleurs du « cliquetis métallique » que produit dans différentes circonstances la percussion de la peau avec la main. Un bruit analogue me frappa en répétant, le poing fermé, l'expérience que m'avait indiquée M. Erman. Je le crus d'abord produit par le froissement des doigts entre eux; mais en étudiant avec soin ce phénomène, j'ai reconnu qu'il se passe dans les tendons ou dans leur gaînes, où l'on sait qu'il se trouve souvent, ainsi que dans les capsules synoviales, une petite quantité d'un fluide aériforme. Les expériences suivantes me paraissent convaincantes à cet égard.

1° Si l'on applique le stéthoscope sur la paume de la main, et que l'on frotte un peu rapidement les doigts l'un sur l'autre, sans cesser de les maintenir dans l'extension, on entend le « cliquetis métallique » avec une force extraordinaire.

Si, au contraire, on se contente de les frotter lentement, quoique avec force, et sans que l'un abandonne l'autre, on n'entend plus que le bruit du frottement.

2° Si, dans la même position, on se contente d'agiter rapidement les doigts, en les tenant écartés l'un de l'autre, on entend le même bruit, mais plus faible et plus éloigné.

3° Si la paume de la main immédiatement appliquée sur l'oreille, on frappe l'occiput avec l'extrémité du doigt indicateur, on entend distinctement, outre le bruit du choc, qui ressemble à un petit coup de marteau, le cliquetis, qui semble évidemment se faire dans toute la longueur du doigt.

On entend quelquefois un léger cliquetis de cette nature dans la région précordiale, chez les sujets atteints de palpitations nerveuses, surtout lorsque le cœur battant avec violence et vélocité, quoique sans une grande force réelle d'impulsion, la pointe seule vient frapper les parois thoraciques. A chaque pulsation des ventricules, un petit cliquetis se fait alors entendre et traverse le stéthoscope de manière qu'il semblerait qu'il se fait dans l'intérieur du tube. Dans d'autres cas, j'ai entendu dans la même région, mais plus profondément, un bruit semblable au « cri du cuir » d'une selle neuve sous le cavalier. J'ai cru pendant quelque temps que ce bruit pouvait être un signe de péricardite; mais je me suis convaincu depuis qu'il n'en était rien. Il m'a paru qu'il avait lieu quand le cœur, volumineux ou distendu par le sang, se trouve à l'étroit dans le médiastin inférieur, qu'il y a quelques bulles d'air dans le péricarde, et dans un cas dont il sera parlé tout à l'heure.

III. Enfin, il est deux circonstances dans lesquelles un observateur inexpérimenté pourrait croire à l'existence d'un bruit de soufflet sans qu'elle fût réelle. Chez quelques sujets, les plèvres et les bords antérieurs des poumons se prolongent au-devant du cœur et le recouvrent presque entièrement. Si on explore un pareil sujet au moment où il éprouve des battements du cœur un peu énergiques, la diastole du cœur comprimant ces portions de poumon et en exprimant l'air, altère le bruit de la respiration de manière à ce qu'il imite plus ou moins bien celui d'un soufflet ou celui d'une râpe à bois douce. Mais avec un peu d'habitude, il est très facile de distinguer ce bruit du bruit de soufflet donné par le cœur lui-même. Il est plus superficiel. On entend au-dessous le bruit naturel du cœur, et en recommandant au malade de retenir pendant quelques instants sa respiration, il diminue beaucoup ou cesse presque entièrement. La pression exercée par la diastole du cœur sur le poumon peut encore déterminer une crépitation dans le cas d'emphysème pulmonaire ou interlobulaire, et souvent une variété du râle muqueux fort analogue au « cri du cuir », quand il y a un peu de mucosité dans les bronches.

La seconde cause d'erreur est le bruit musculaire lui-même développé accidentellement dans un muscle voisin de l'artère qu'on explore: cela se remarque surtout dans la carotide, chez quelques personnes qui se trouvent dans un état d'agitation nerveuse plus ou moins marqué. Si, le sujet étant assis, on lui fait pencher la tête sur le côté gauche, de manière qu'elle ne soit plus soutenue que par le muscle sterno-mastoïdien du côté droit, ce muscle entre souvent alors dans le mode de contraction qui donne le bruit de rotation. Or, la carotide se soulevant à chaque diastole imprime une petite secousse au muscle, dont le bruit de rotation paraît alors intermittent comme la saccade artérielle, et ressemble par cela même beaucoup au bruit de soufflet; mais avec un peu d'attention on reconnaît que le bruit est plutôt rémittent. On doit d'ailleurs se défier de la position du sujet, et en lui faisant faire un très léger mouvement de tête dans le sens où l'on explore ou en la soutenant, ne fût-ce que d'un doigt, on fait sur le champ cesser le bruit musculaire; car le bruit de rotation se manifeste surtout lorsque les muscles se contractent ou tendent à se contracter, lorsque, à raison de la position où ils se trouvent et de l'antagonisme, ils sont dans un état d'extension qu'ils ne peuvent faire cesser. J'ai quelquefois soupçonné que le murmure continu dont j'ai parlé plus haut pouvait aussi dépendre d'une contraction spasmodique du sterno-mastoïdien et du peaucier. Je l'ai quelquefois fait cesser, mais pas toujours, en détendant ces muscles.

ARTICLE II

DU FRÉMISSEMENT CATAIRE DU CŒUR ET DES ARTÈRES

J'ai désigné sous ce nom, dans la première édition de cet ouvrage, une sensation particulière que perçoit dans certains cas la main appliquée sur la région du cœur, et que j'ai indiquée avec Corvisart, qui, je crois, a le premier rencontré ce symptôme, comme un signe de l'ossification des valvules, et particulièrement de la valvule mitrale. Ce phénomène s'observe effectivement dans presque tous les cas où il y a un rétrécissement un peu notable des orifices du cœur; mais je l'ai rencontré fréquemment depuis sans qu'il y eût aucune lésion organique de ce viscère. J'ai observé de plus dans les artères un phénomène qui me parait tout à fait identique, quoiqu'il présente quelques différences légères et variables.

Le frémissement cataire du cœur peut être comparé assez exactement au frémissement qui accompagne le murmure de satisfaction que font entendre les chats quand on les flatte de la main. On peut encore s'en faire une idée en passant une brosse un peu rude sur la paume de la main recouverte d'un gant. Ce frémissement devient surtout plus sensible quand le malade parle, sans doute parce qu'il se confond alors avec la sensation assez analogue que donne la résonnance de la voix dans la poitrine. Ce frémissement est presque toujours borné à la région précordiale gauche, sur laquelle il faut appliquer la main avec une force médiocre pour le sentir. Cependant je l'ai senti quelquefois sous presque toute la partie antérieure de la poitrine, et même à la partie supérieure du sternum.

Le frémissement cataire artériel présente plusieurs variétés: le plus souvent il consiste en une sensation de frémissement fort analogue à celle que nous venons de décrire, et exactement bornée au calibre de l'artère. Alors on le sent mieux à l'aide d'une pression modérée que si l'on appuie trop légèrement les doigts; mais si on presse trop l'artère il diminue. Dans ce cas le frémissement paraît saccadé comme la pulsation artérielle elle-même. Quelquefois, au contraire, et particulièrement dans la carotide, le frémissement est beaucoup plus étendu que le diamètre de l'artère et paraît se faire plus superficiellement. Le frémissement cataire de la carotide est quelquefois sensible dans un espace de deux pouces en largeur sur les parties latérales du cou, et alors il l'est d'autant plus que l'on pose plus légèrement l'extrémité des doigts. Ce frémissement paraît alors continu et l'on ne sent nullement la saccade artérielle; enfin, parfois il semblerait que le frémissement fût dû à un gaz ou à un fluide impondérable exhalé par les parois de l'artère, et qui formerait un courant circulant autour d'elle ou s'échappant en rayonnant de tous les points de ses parois: c'est l'image la plus approximative que j'en puisse donner; mais je suis loin de croire que les choses soient telles. Ce n'est point un gaz, car il n'y a pas de crépitation dans le tissu cellulaire; ce n'est point un courant électrique, car la main ne sent rien d'analogue à la secousse ou à l'étincelle électrique. Je me propose depuis longtemps de voir si un électromètre pourrait donner quelque notion plus positive sur la nature de ce phénomène; mais comme il est assez rare, je n'ai pas encore eu occasion de donner suite à cette idée. Les artères où l'on observe le plus communément ce phénomène sont les carotides, puis les sous-clavières, les brachiales et les crurales; il est rare qu'on puisse le sentir dans l'aorte ascendante, c'est-à-dire au dessous de la partie supérieure du sternum, et même de l'aorte ventrale. Nous avons déjà remarqué qu'une pression trop forte diminue l'intensité du phénomène, et ce n'est ordinairement qu'à l'aide d'une pression très grande qu'on peut sentir l'aorte ventrale.

Le frémissement cataire n'est pas très sensible dans les petites artères, et en particulier dans les radiales. Cependant lorsque le frémissement cataire existe dans le cœur ou dans quelque grosse artère, et même lorsqu'il n'y a dans ces organes que le bruit de soufflet sans frémissement cataire, le pouls présente souvent un diminutif de ce dernier phénomène, consistant en un léger frémissement qui paraît indépendant de la diastole artérielle, quoiqu'il l'accompagne. Corvisart a connu ce caractère du pouls, quoiqu'il n'ait pas remarqué le frémissement cataire des artères majeures, car il le donne comme un signe à l'aide duquel on peut présumer qu'un frémissement plus marqué se rencontrera à la région du cœur et qu'il existe des ossifications des valvules (1). Ce caractère du pouls, au reste, n'est pas constant; il se rencontre fréquemment, comme nous venons de le dire, dans des cas où il n'y a point ailleurs de frémissement cataire, et il manque quelquefois lorsque ce phénomène existe à la région du cœur. Toutes les fois que je rencontre ce caractère du pouls, je remarque qu'un grand nombre d'élèves ne le sentent point, et je n'avais pu moi-même le saisir avant l'époque à laquelle j'ai rencontré le frémissement cataire dans les grosses artères.

Rien n'est plus rare que de trouver le frémissement cataire dans le cœur ou dans une artère, sans

(1) *Traité des maladies du cœur*, 3e édit., p. 240.

que le bruit de soufflet y existe également; je doute même que le premier phénomène existe sans aucune trace du second. Je n'ai rencontré que deux cas dans lesquels il y avait un frémissement cataire très évident dans l'artère carotide, avec un bruit de soufflet tellement obscur qu'on pouvait douter de son existence. Plus souvent j'ai trouvé le bruit de soufflet moins marqué qu'on n'eût pu le croire d'après l'intensité du frémissement cataire; mais dans presque tous les cas le premier phénomène est beaucoup plus caractérisé et plus saillant que le second.

D'un autre côté, on peut affirmer que le frémissement cataire ne peut être regardé comme un phénomène identique avec le bruit de soufflet et dû à la même cause, car les bruits de soufflet les plus intenses ne sont pas toujours ceux qui sont accompagnés de frémissement cataire. Très souvent, lorsque le bruit de soufflet est diffus, le frémissement cataire est tout à fait borné au volume de l'artère, et vice versâ.

Le frémissement cataire et le bruit de soufflet des artères sont souvent accompagnés d'une impulsion plus forte que dans l'état naturel; mais d'autres fois, au contraire, cette impulsion est plus faible. J'ai souvent trouvé les battements de la carotide gauche plus forts que ceux de la droite, lorsque cette dernière seule donnait le bruit de soufflet et le frémissement cataire.

La saignée, qui diminue ordinairement l'intensité de ces phénomènes, d'autres fois les modifie seulement et d'une manière bizarre. Ainsi, après une saignée, chez un hémiplégique qui ne présentait aucun signe de maladie du cœur, d'inflammation ni de pléthore, j'ai trouvé le bruit de soufflet beaucoup moindre dans le cœur, l'aorte et la carotide gauche, mais plus fort dans la carotide droite, où le frémissement cataire était aussi plus marqué.

Il semblerait que la cause immédiate d'un phénomène aussi saillant que le frémissement cataire pût être facilement pénétrée. Cependant j'avoue que quelque peine que je me sois donnée à cet égard, je n'en ai pu trouver aucune raison satisfaisante: ce que je puis assurer, c'est qu'il ne se lie à aucune altération organique constante, et que, dans les artères en particulier, on trouve, chez les sujets qui ont présenté le frémissement cataire le plus évident, toutes et chacune des tuniques artérielles dans l'état naturel sous le rapport de la couleur, de la consistance, de l'épaisseur et de toutes les propriétés physiques.

Il me paraît au moins extrêmement probable que le frémissement cataire tient à une modification particulière de l'innervation. J'ai eu, en 1823, dans les salles de clinique, un malade tombé dans un état de cachexie très prononcé par suite de la syphilis, et qui, couché ou debout, ne présentait ni dans le cœur, ni dans aucune artère, ni frémissement cataire, ni bruit de soufflet, ni aucun signe de maladie organique quelconque. Lorsque ce malade se relevait dans son lit en s'appuyant sur le coude, un frémissement cataire léger, mais bien sensible, se manifestait dans l'étendue d'un pouce carré, un peu au-dessus de la clavicule droite, et l'on entendait alors au même endroit un bruit de soufflet très diffus, sans saccade artérielle, et tellement continu, que ce sujet est du nombre de ceux qui m'ont fait douter si le phénomène ne pouvait pas quelquefois avoir lieu dans la jugulaire interne. Ces phénomènes cessaient subitement en faisant mettre le malade sur son séant et à son aise.

ARTICLE III

DES BATTEMENTS DE CŒUR ENTENDUS A UNE CERTAINE DISTANCE DE LA POITRINE

Une opinion fondée sur des traditions de praticiens plutôt que sur des témoignages positifs d'observateurs de profession, veut que les battements du cœur puissent quelquefois être entendus à une certaine distance des malades. Corvisart, qui connaissait cette tradition, dit n'avoir pu vérifier ce fait qu'une seule fois, et en approchant l'oreille « très près » de la poitrine du malade (1). Il y a déjà bien

(1) *Op. cit.*, p. 136.

des années que quelques malades m'ont affirmé avoir éprouvé des palpitations de cœur telles qu'on les entendait à la distance de plusieurs pas, et l'un d'eux, ainsi que des personnes dignes de foi qui l'avaient vu dans cet état, m'ont attesté que chez lui les battements du cœur étaient entendus dans la chambre voisine de celle où il couchait.

En 1823, j'eus pour la première fois occasion d'observer ce phénomène chez une jeune fille. Depuis ce temps je l'ai cherché avec soin, et je me suis convaincu que, s'il est très rare à un aussi haut degré d'intensité que dans les cas dont je viens de parler, il est très commun à un degré moindre, et tel que l'on puisse entendre le cœur à une distance de deux à dix pouces de la poitrine. Quelques-uns de mes confrères, à qui j'ai fait part de cette observation, ont aussi rencontré depuis plusieurs fois le même phénomène; et M. le docteur Lerminier, entre autres, a eu la complaisance d'envoyer à ma clinique, dans le cours de l'année 1824, deux malades qui le présentaient d'une manière assez marquée.

Je n'ai pas eu occasion de l'entendre à plus d'un pied et demi ou deux pieds de distance; mais ce seul fait suffit pour faire admettre facilement la possibilité de les entendre de plus loin. J'ai constaté plusieurs fois par l'isochronisme parfait de ces battements avec ceux du pouls que le bruit entendu est celui de la contraction des ventricules. Je ne me rappelle pas avoir rencontré de cas où il fût donné par les oreillettes.

Sur plus de vingt sujets chez lesquels j'ai entendu les battements du cœur à une distance de deux pouces à deux pieds de la poitrine, trois ou quatre au plus étaient attaqués de maladies organiques du cœur. Tous les autres ne présentaient que des palpitations purement nerveuses; plusieurs même n'en éprouvaient qu'après avoir marché un peu vite ou monté rapidement un escalier, et le phénomène n'existait chez eux que dans cette circonstance. Chez tous, il a été passager, et plusieurs de ces sujets sont revenus au bout d'un certain temps à un état de santé parfait. Le bruit de soufflet et le frémissement cataire existent souvent à un léger degré dans le cœur et surtout dans les artères, chez les personnes dont on entend le cœur à distance.

Je n'ai vu succomber aucun des sujets qui m'ont présenté ce phénomène, ce qui, joint à sa liaison fréquente avec une agitation nerveuse momentanée et avec le bruit de soufflet et le frémissement cataire, doit faire penser qu'il est peu grave en lui-même.

Je n'ai, d'après ce que je viens de dire, aucune certitude relativement à l'état des organes de la circulation auquel il peut être dû; mais plusieurs motifs me font croire qu'il est dû le plus souvent à une exhalation gazeuse plus ou moins abondante dans le péricarde. Tous les bruits qui se passent dans l'intérieur du corps, et que l'on peut entendre à l'oreille nue, sont dus aux mouvements de quelque substance qui se trouve en contact avec un gaz. C'est ainsi que l'on entend les borborygmes dans les intestins, la fluctuation hippocratique dans le pneumo-thorax avec épanchement liquide, et même celle qui a lieu dans l'estomac, le bruit de la crépitation déterminé par l'inspiration ou par les battements du cœur dans quelques emphysèmes des parois thoraciques, le craquement des doigts chez certains sujets dont les articulations contiennent habituellement un gaz, un bruit analogue et accompagné de crépitation manifeste sous la main, dans les pneumarthroses qui succèdent fréquemment au rhumatisme articulaire, et particulièrement dans l'articulation du genou. Je pense que le développement d'une certaine quantité de gaz dans les cavités du cœur pendant l'agonie pourrait encore donner quelquefois lieu au même phénomène; mais cet accident serait trop promptement suivi de mort pour qu'il fût facile à constater. M. Segalas, à qui j'avais fait part de cette conjecture, me dit quelques jours après qu'ayant tué un chien par l'injection de l'air dans la veine jugulaire, il avait entendu distinctement et fortement les battements du cœur pendant l'agonie. Des occupations multipliées m'ont empêché jusqu'ici de chercher à produire, chez les animaux, un pneumo-péricarde artificiel, en injectant de l'air dans le péricarde et l'y maintenant de manière à ce qu'il ne pût en sortir que par la voie de l'absorption, expérience qui d'ailleurs me paraît bien difficile à exécuter parfaitement; mais j'ai remarqué que la région du cœur rendait souvent par la percussion un son très clair chez les sujets dont on entend le cœur à distance.

L'intermittence du phénomène et son apparition subite après un exercice un peu violent, relativement à l'individu, ne me paraît infirmer nullement l'opinion que je viens d'exposer. On voit des exhalations gazeuses se former en quelques instants à la suite des fortes contusions et des fractures. Le ventre, dans beaucoup d'affections nerveuses ou fébriles, prend quelquefois tout à coup un volume énorme, à raison de l'augmentation subite de la quantité des gaz qu'exhalent habituellement les intestins. Dans les pneumarthroses du genou, la crépitation la plus manifeste paraît et disparaît quelquefois à plusieurs reprises dans l'espace d'une seule journée.

L'ossification de la pointe ou de quelque autre partie extérieure du cœur pourrait peut-être encore donner lieu au même phénomène: mais je n'en ai vu aucun exemple.

ARTICLE IV

DES BRUITS DONNÉS PAR LES ORGANES CIRCULATOIRES CHEZ LE FOETUS

Je n'avais pas songé à appliquer l'auscultation à l'étude des phénomènes de la grossesse. Cette heureuse idée est due à mon compatriote et ami M. le docteur Kergaradec, qui, s'occupant à vérifier les faits contenus dans la première édition de cet ouvrage, voulut étudier, à l'aide de l'auscultation, les mouvements exécutés par le fœtus dans le sein de la mère. Ces premières recherches furent faites sur une femme qui touchait au terme de sa grossesse. Il obtint pour résultat la connaissance de deux phénomènes qui peuvent être regardés aujourd'hui comme les signes les plus certains de la grossesse: l'un est le battement du cœur du fœtus; l'autre désigné par M. de Kergaradec sous le nom de « battement simple avec souffle » ou de « bruit placentaire », parce qu'il en place le siège dans le placenta ou dans la partie de la matrice où il s'implante, est évidemment un battement artériel avec bruit de soufflet (1).

(1) *Mémoire sur l'auscultation appliquée à l'étude de la grossesse*, par M. le Jumeau de Kergaradec, D.-M.-P. Paris, 1822.

Les battements du cœur du fœtus se reconnaissent à des pulsations doubles semblables à celles du cœur de l'adulte, mais beaucoup plus rapides, et dont la fréquence est ordinairement double de celle du pouls de la mère. Ces pulsations s'entendent distinctement dès le sixième mois et quelquefois même un peu plus tôt. Le lieu où elles se font entendre varie suivant la position de l'enfant, et est ordinairement assez étendu. Assez souvent cette étendue est de près d'un pied de long sur trois à quatre pouces de large; mais il est toujours facile de juger le point précis d'où elles partent à l'intensité du bruit qui augmente ou diminue suivant que l'on s'éloigne ou que l'on se rapproche de ce point. Il est probable que l'étendue de la surface abdominale de la mère où on entend les battements du cœur du fœtus doit être d'autant plus grande que le fœtus se trouve plus rapproché de ses membranes, et par conséquent qu'il y a moins d'eau dans l'amnios.

Quelquefois on cesse d'entendre ce bruit pendant des heures et même pendant des jours entiers, ce qui peut dépendre quelquefois de la faiblesse plus grande des battements du cœur, mais probablement plus souvent encore de ce que le fœtus se trouve momentanément éloigné des membranes et ne leur touche par aucun point de son dos; car, pour le bien entendre, il faut nécessairement que le tronc du fœtus, les membranes, l'utérus et les parois abdominales de la mère se touchent immédiatement. Une anse d'intestin placée entre ces dernières et le corps de l'utérus suffit pour empêcher de l'entendre, et les eaux, comme ayant la propriété conductrice du son à un moindre degré que les solides, doivent être également un obstacle quand elles se trouvent interposées en trop grande quantité entre les membranes et le tronc du fœtus.

Ce signe est du nombre de ceux dont on ne peut révoquer en doute la certitude, et qui ne peuvent être simulés par rien; car, quoique l'on entende quelquefois le cœur de la mère en appliquant le stéthoscope sur l'épigastre, les flancs ou les lombes, l'extrême différence de fréquence qui existe entre les battements du cœur de la mère et ceux du cœur de l'enfant empêche que l'erreur soit possible à cet égard (1).

L'agitation de la circulation chez la mère n'influe pas, constamment au moins, sur l'état des battements du cœur chez l'enfant « et vice versâ. » M. de Kergaradec a remarqué une fois entre autres que pendant qu'il examinait les battements

(1) M. Mayor, chirurgien distingué de Genève, a entendu les battements du cœur du fœtus avant l'époque à laquelle M. de Kergaradec a commencé ses recherches; c'est ce qui résulte de la note suivante, insérée dans la *Bibliothèque universelle*, faisant suite à la *Revue Britannique*, t. IX, novembre 1818, *Genève*. (Il s'agit du rapport fait à l'Institut par M. Percy sur l'*Auscultation médiate*.) « Cette observation nous en rappelle « une de M. Mayor, habile chirurgien à Genève, qui nous a « semblé très intéressante dans ses rapports avec l'art des ac-

du cœur du fœtus, ils acquirent tout à coup une vitesse telle qu'il ne lui fut plus possible de les compter. La mère était dans un état très calme et son pouls n'offrait aucune accélération. Au bout de quelques instants, les pulsations fœtales reprirent leur fréquence accoutumée, qui varie de cent vingt à cent soixante. Il m'est arrivé à moi-même de sentir le cœur du fœtus prendre tout à coup une énergie extraordinaire; le bruit devint presque égal à celui du cœur d'un adulte sain, mais sans impulsion et sans altération notable dans le rhythme ou la fréquence des battements. Ce phénomène ne dura que quelques secondes. La mère n'éprouva rien qui annonçât une émotion quelconque.

Le second phénomène découvert par M. Kergaradec et désigné par lui sous le nom de « pulsations avec souffle » est évidemment une pulsation artérielle tout à fait isochrone au pouls de la mère et avec bruit de soufflet. Cette pulsation n'est point accompagnée de la sensation du choc,

« couchements et avec la médecine légale. Il a découvert qu'on « peut reconnaître avec certitude si un enfant est arrivé à peu « près à terme, est vivant ou non, en appliquant l'oreille sur « le ventre de la mère : si l'enfant est vivant, on entend fort « bien les battements de son cœur, et on les distingue facile- « ment de ceux du pouls de la mère. (R.) » Cette note est du rédacteur. Il ne me paraît pas au reste que M. Mayor ait poussé plus loin son observation, puisqu'il n'a rien fait connaître à cet égard depuis la publication du Mémoire de M. de Kergaradec.

on l'entend seulement, et elle paraît trop profondément située pour qu'on puisse la sentir. Le point où elle se fait entendre est immuable, mais il varie chez chaque individu, et l'étendue des parois abdominales dans laquelle on peut entendre ces pulsations est ordinairement moindre que celle où il est possible d'entendre le cœur du fœtus. Le plus souvent elle n'est que de trois à quatre pouces carrés; mais quelquefois ces battements se font entendre dans un espace qu'on ne couvrirait pas avec la main. Dans une visite faite à l'hôpital de la Maternité avec MM. Kergaradec et de Lens, nous les avons trouvées chez un sujet dans presque tout le flanc droit et les lombes du même côté: mais dans ces cas mêmes, on sent parfaitement que ces pulsations n'occupent qu'un point très circonscrit, et le bruit diminue à mesure qu'on s'en éloigne.

Ces pulsations m'ont présenté toutes les variétés du bruit de soufflet, excepté le sifflement, sur deux ou trois tons divers; mais je l'ai trouvé fréquemment sibilant, particulièrement vers le quatrième mois, époque à laquelle on commence ordinairement à l'entendre. Dès que le fond de l'utérus se trouve avoir dépassé le niveau du détroit et peut être mis en contact avec les parois abdominales à l'aide de la pression exercée par l'extrémité du stéthoscope, on entend ce bruit très distinctement, et peut-être même plus fortement qu'à la fin de la grossesse. A cette même époque, ce bruit m'a présenté quelquefois un caractère que je n'ai pas trouvé à une époque plus avancée. Il semble que le coup de soufflet un peu sibilant retentisse dans une bouteille vide. Plus tard, le bruit de soufflet est presque toujours sourd, très diffus, et ne donne nullement la sensation du calibre artériel.

D'après les premières observations de M. Kergaradec, et celles qui ont été faites depuis, il paraît que ce bruit a constamment lieu au point d'insertion du placenta, et, par cette raison, M. Kergaradec le désigne aussi sous le nom de « bruit placentaire ». Ce fait demande d'autant plus à être vérifié que la connaissance du point précis où est implanté le placenta peut devenir, dans bien des cas, d'une grande utilité pratique.

Le bruit de soufflet se fait entendre ordinairement dans le côté opposé à celui où l'on entend le cœur du fœtus; mais cela n'est pas constant: j'ai entendu très fréquemment les deux bruits de ce même côté, et dans une circonstance, M. Kergaradec et moi avons entendu le bruit de soufflet qui avait lieu à la partie antérieure de l'hypogastre, de sorte qu'il est probable que le placenta était implanté sur la partie antérieure de la matrice.

Au reste, je ne pense pas que ce bruit puisse se faire dans le placenta lui-même, quoiqu'on ne sente que très rarement le calibre artériel. Il est évident pour quiconque a entendu le « bruit de soufflet » dans les carotides et la brachiale, que les « pulsations » avec souffle sont un phénomène identique, et qui doit se passer aussi dans une artère d'un certain volume; et on ne peut, par conséquent, balancer qu'entre l'hypogastrique, l'iliaque primitive, et les artères utérines. Il me paraît certain que les deux premières ne peuvent être le siège du phénomène; car, si cela était, il existerait des deux côtés de l'utérus à la fois, ou tantôt d'un côté, tantôt de l'autre, chez le même individu; on pourrait même le déterminer d'un côté ou de l'autre en variant la position du sujet et amenant la pression tantôt sur l'artère du côté gauche, tantôt sur sur celle du côté droit, et tout cela n'est pas. Si toutes les artères utérines pouvaient indifféremment donner le bruit de soufflet, on le sentirait dans des points divers et dans plusieurs à la fois, et probablement même on sentirait distinctement le calibre de l'artère « soufflante ». Ce qui me semble le plus probable, c'est que le bruit est donné par la branche artérielle qui sert principalement à la nutrition du placenta. Quoi qu'il en soit, le fait suivant peut servir à prouver que le phénomène dont il s'agit est lié à l'existence et aux fonctions de ce corps. Je fis part des premières communications que m'avaient faites M. de Kergaradec à l'un de nos amis communs, M. le docteur Ollivry, médecin à Quimper, qui a de fréquentes occasions de se livrer à la pratique des accouchements. Quelques temps après, il me répondit ce qui suit: « J'ai reconnu bien positivement sur quatre femmes la vérité des observations que vous m'avez communiquées. Je me suis assuré, en introduisant la main dans la matrice immédiatement après la sortie de l'enfant, que le point où j'avais entendu les pulsations avec souffle avant l'accouchement correspondait exactement à celui où le placenta était implanté. Je suis tellement convaincu de cette vérité que je ne répéterai plus cette recherche, qui est assez pénible pour la nouvelle accouchée. S'il vous fallait une nouvelle preuve à l'appui de l'opinion que vous m'avez manifestée relativement à la cause que produit ce bruit de souffle, vous la trouveriez comme moi dans sa cessation « à l'instant même où l'on coupe le cordon « ombilical. »

Ce dernier fait me paraît tout à fait décisif, et en supposant même qu'on ne puisse par la suite parvenir à déterminer d'une manière plus positive le siège des pulsations avec souffle, il est certain qu'elles partent de la région où est implanté le placenta et qu'elles sont liées à son action. Elles seront toujours bien nommées « pulsations placentaires ».

Le bruit placentaire n'est pas continuel; il est des jours où on a beaucoup de peine à le trouver. Sans doute l'interposition d'une anse intestinale entre l'utérus et les parois de l'abdomen peut quelquefois en rendre la perception impossible; mais souvent on l'entend cesser et reparaître sous le stéthoscope sans que l'instrument ait été déplacé. Ce fait rentre, au reste, dans l'analogie du bruit de soufflet artériel, et confirme ce que nous avons dit de sa nature spasmodique.

Une autre analogie non moins remarquable et propre également à confirmer ce que nous venons de dire sur le siège des « pulsations avec souffle », c'est que les battements des sous-clavières, qui dans l'état naturel ne s'entendent point au-dessous des clavicules, deviennent très sensibles quand ces artères donnent le bruit de soufflet.

Dans le cas d'une grossesse double ou multiple, il est évident que l'on entendrait deux cœurs et même deux pulsations placentaires dans des points différents de l'utérus. Après la sortie d'un premier fœtus, on pourra également reconnaître qu'il en existe un second. Déjà, depuis la publication du Mémoire de M. de Kergaradec, je sais qu'une grossesse double a été reconnue à l'aide du stéthoscope quelques jours avant l'accouchement.

Outre l'avantage de pouvoir déterminer d'une manière assez rigoureuse la position du placenta, il est très probable, ainsi que l'a pensé M. de Kergaradec, que l'auscultation pourra donner quelques notions sur la position du fœtus avant même que la dilatation du col de l'utérus existe. A raison de la courbure du fœtus enfermé dans ses membranes, il est évident que le dos du fœtus se trouve immédiatement sous le stéthoscope. Si ce bruit est faible, on doit penser qu'on est à quelque distance du dos, et souvent même on distin-

que si le cœur est un peu à droite ou à gauche du point où l'on ausculte.

On peut aussi espérer que l'auscultation jettera quelque lumière sur les grossesses extra-utérines; mais je n'ai encore aucun fait à l'appui de cette opinion.

L'étude des phénomènes dont nous venons de parler dans cet article demande incomparablement plus d'attention que celle de tous ceux que présentent les maladies de la poitrine. Ces bruits étant très faibles, il faut qu'un grand silence se fasse autour de l'observateur. Il faut quelquefois donner beaucoup de temps à l'observation et y revenir à plusieurs reprises, puisque les phénomènes sont intermittents; il faut surtout se bien exercer à distinguer les bruits que l'on cherche de quelques autres qui pourraient donner lieu à erreur, et particulièrement du bruit du cœur de la mère; d'un bruit sourd analogue à celui que produit le dégagement d'un gaz à travers un liquide un peu épais, et qui est dû à l'action péristaltique des intestins sur les vents qu'ils contiennent; et enfin du bruit de contraction donné par les muscles de l'observateur, et qui est à peu près inévitable, parce qu'il est nécessaire d'employer une certaine force pour maintenir le stéthoscope appliqué de manière à ce qu'il fasse corps avec les parois abdominales et l'utérus. Si l'on applique immédiatement l'oreille, ce bruit est plus intense encore, parce qu'il faut une plus grande force.

CHAPITRE VI

DES PALPITATIONS

Le mot « palpitation » du cœur, dans le langage médical usuel, peut être défini un battement du cœur sensible et incommode pour le malade, plus fréquent que dans l'état naturel, et quelquefois inégal sous les rapports de fréquence et de développement.

Si l'on étudie à l'aide du cylindre les battements du cœur chez plusieurs malades attaqués de palpitations, on verra qu'il en est de beaucoup d'espèces, et qui n'ont guère entre elles que ce caractère commun, « le malade sent battre son cœur ». Assez souvent il « entend » aussi ces battements, et surtout quand il est couché. Debout il ne sent et n'entend ordinairement que la contraction alternative des ventricules et des oreillettes. J'ai répété souvent cette observation sur moi-même dans des insomnies accompagnées d'agitation nerveuse et de légères palpitations.

Dans beaucoup de cas, les palpitations consistent uniquement dans l'augmentation de fréquence des battements du cœur. Leur force n'est pas d'ailleurs plus grande que dans l'état naturel; et la main appliquée à la région précordiale ne sent absolument rien, quoique le malade imagine, d'après la sensation qu'il éprouve, que son cœur bat beaucoup plus fort qu'à l'ordinaire.

Cette espèce de palpitation a surtout lieu chez les personnes attaquées de dilatation des ventricules du cœur. C'est celle de toutes qui dure le plus longtemps. J'ai vu une palpitation de cette espèce persévérer, sans aucun intervalle, pendant huit jours chez une religieuse âgée d'environ soixante-dix ans: le pouls, extrêmement petit et faible, battait constamment, pendant tout ce temps, de cent soixante à cent quatre-vingts fois par minute.

D'autres palpitations consistent dans une augmentation de fréquence et de force à la fois des battements du cœur. Ce sont surtout celles qui ont lieu, chez un homme sain d'ailleurs, par l'effet de la course ou de tout autre exercice capable d'essouffler, ou qui sont déterminées par une affection morale. Les palpitations qui ont lieu chez un homme attaqué d'hypertrophie du cœur à un léger degré ont aussi ce caractère: l'impulsion des ventricules devient alors plus forte que dans l'état naturel.

Ces deux espèces de palpitations ne peuvent être distinguées que par le rapport du malade et par l'accélération de la circulation.

Le bruit et l'étendue des battements du cœur sont presque toujours augmentés dans les divers cas dont je viens de parler; et, par cette raison.

il ne faut jamais tirer de conclusions de l'analyse des battements du cœur que quand elle a été faite après un repos assez long, si le sujet a fait de l'exercice, ou dans l'état de calme le plus parfait, s'il est attaqué de maladie du cœur.

Dans l'hypertrophie simple et portée à un haut degré, les palpitations, étudiées par le cylindre, présentent les phénomènes suivants: les ventricules se contractent avec une impulsion très forte, et semblent soulever les parois thoraciques dans une étendue et à une hauteur beaucoup plus considérables que dans l'état de calme. Leur bruit, au contraire, est plus sourd et moins marqué que dans cet état. Ces phénomènes et la fréquence augmentée des battements ne permettent souvent pas de distinguer les contractions de l'oreillette (p. 42). L'étendue des battements du cœur n'est pas d'ailleurs augmentée; et malgré l'accroissement de force de cet organe, souvent double ou triple de l'état ordinaire, le pouls est presque toujours deux ou trois fois plus faible et plus petit que dans ce dernier état. Quand la palpitation dure plusieurs jours de suite, qu'il s'y joint beaucoup d'étouffement, et que le malade, épuisé par une longue maladie et leucophlegmatique, présente une face et des extrémités froides et violettes, qu'il approche de l'agonie, le pouls devient presqu'insensible; les battements du cœur, excessivement fréquents, perdent leur force d'impulsion, deviennent quelquefois un peu plus sonores, et cessent assez souvent de pouvoir être sentis d'une manière distincte quelques jours avant la mort du malade.

Dans l'hypertrophie accompagnée de dilatation, l'impulsion, le bruit et l'étendue des battements du cœur sont ordinairement également augmentés par l'effet des palpitations. C'est surtout dans ce cas, et lorsque les deux affections dont il s'agit existent à un degré médiocre, que l'on observe les battements du cœur analogues à un coup de marteau dont il a été parlé plus haut (p. 27).

CHAPITRE VII

DES IRRÉGULARITÉS DES BATTEMENTS DU CŒUR

Les irrégularités des battements du cœur peuvent exister sans palpitations. Chez les vieillards, on les rencontre souvent presque toutes sans altération notable de la santé.

Celles qui ont lieu pendant les palpitations consistent le plus souvent uniquement dans des variations de la fréquence des battements du cœur. Tantôt cette fréquence varie à chaque instant, tantôt on observe seulement de temps à autre quelques contractions plus lentes ou plus courtes que les autres. Quelquefois, au milieu d'une série de pulsations très égales entre elles,, il en survient une seule plus courte de moitié que les autres dans ses deux temps. Ce phénomène produit sur le pouls quelque chose d'analogue à l'intermittence; et il produit complètement cette sensation, comme nous le verrons plus bas, pour peu que la pulsation plus courte soit en même temps plus faible que les autres. Les variations de fréquence portent le plus souvent, comme dans ce cas, sur des pulsations complètes du cœur. Cependant il arrive quelquefois qu'elles dépendent seulement de l'augmentation ou de la diminution de durée de la contraction des ventricules.

Ces irrégularités de fréquence ont lieu le plus souvent chez les sujets attaqués de dilatation du cœur.

C'est dans les moments de palpitations surtout que l'on observe, chez les personnes attaquées d'hypertrophie, ainsi que nous l'avons dit plus haut (p. 42), des contractions des ventricules prolongées, et qui ne laissent nullement entendre celles des oreillettes. Sans doute ces dernières n'en ont pas moins lieu, puisqu'on ne peut concevoir la circulation sans elles; mais l'absence totale ou presque totale d'intervalle sensible entre les contractions des ventricules ne permet pas d'entendre celles des oreillettes, qui sont alors plus faibles que dans l'état naturel, et qui, commençant nécessairement avant que la contraction aussi énergique que prolongée des ventricules ait cessé, sont masquées par ces dernières.

J'ai parlé précédemment d'une autre espèce d'anticipation de la contraction des oreillettes sur celle des ventricules, remarquable au contraire par sa force plus grande qu'à l'ordinaire (p. 43): il est inutile d'y revenir ici.

Je crois avoir observé aussi, quoique rarement, dans les palpitations, une anticipation inverse et tout aussi brusque, c'est-à-dire, celle de la contraction des ventricules sur celle des oreillettes. Ce phénomène produit l'effet suivant: au milieu de pulsations assez régulières et dans chacune desquelles on entend distinctement la contraction des oreillettes et celle des ventricules, on sent tout à coup, au moment où l'oreille cesse d'être soulevée par cette dernière, au lieu du claquement de l'oreillette, une nouvelle contraction des ventricules accompagnée d'un choc beaucoup plus fort, après lequel le cœur reprend son rhythme précédent. Au reste, dans tous ces cas, on entend beaucoup plus distinctement la contraction des oreillettes en posant le stéthoscope au-dessous des clavicules.

Il arrive quelquefois, quoique très rarement, dans les palpitations, que chaque contraction des ventricules est suivie de plusieurs contractions successives de l'oreillette, qui, réunies, n'occupent pas plus de temps qu'une seule contraction ordinaire. J'ai compté quelquefois dans ces sortes de palpitations deux pulsations des oreillettes pour une des ventricules; d'autres fois il y en a quatre; mais le plus souvent le nombre de ces contractions successives et correspondantes à une seule contraction des ventricules est de trois. J'ai vu cet état de la circulation persister très régulièrement pendant plusieurs jours chez une femme attaquée d'hypertrophie du ventricule gauche. A une contraction des ventricules remarquable par sa longue durée et par la force avec laquelle elle frappait l'oreille presque sans bruit, succédaient sans aucune variation trois contractions bruyantes de l'oreillette, qui, réunies, ne duraient pas autant à beaucoup près que la contraction des ventricules. Quelquefois, dans une longue suite de contractions régulières du cœur, on en entend seulement une ou deux de cette espèce. Cette espèce de palpitation, non plus que la précédente, ne produit aucune altération sensible dans le pouls. Je ne l'ai observée que chez des sujets attaqués d'hypertrophie des ventricules.

Tels sont les phénomènes que présentent le plus ordinairement les palpitations avec irrégularités: je suis loin de croire qu'il n'en existe pas d'autres, et j'en connais même de très caractérisés que je n'ai pas encore eu occasion d'étudier à l'aide du cylindre. Il en est un surtout que je regrette de n'avoir pas rencontré depuis que je m'occupe de ce moyen d'exploration, et qui s'observe cependant quelquefois dans les palpitations dépendantes d'hypertrophie du cœur: c'est une suspension du pouls pendant laquelle l'artère reste pleine et tendue, et résiste fortement au doigt qui la presse. Ce phénomène a lieu plus fréquemment, ou plutôt presque constamment dans les quintes de toux; mais l'agitation des parois thoraciques ne permet pas alors d'examiner la région du cœur.

CHAPITRE VIII

DES INTERMITTENCES DES BATTEMENTS DU CŒUR

On entend communément par « intermittence » une suspension subite et momentanée du pouls, pendant laquelle l'artère affaissée ne se sent plus sous le doigt.

La durée des intermittences est très variable. Elle est quelquefois moindre que celle d'une pulsation artérielle; d'autres fois elle est absolument égale; et enfin elle est, dans certains cas, plus longue.

On peut distinguer deux sortes d'intermittences: les unes « vraies », consistent réellement dans la suspension des contractions du cœur; les autres, « fausses », correspondent à des contractions tellement faibles qu'elles ne se font pas sentir dans les artères, ou qu'elles ne leur communiquent qu'une impulsion à peine sensible.

Les intermittences de la première espèce sont

les plus communes: elles existent souvent chez les vieillards sans aucun trouble dans la santé; chez ceux mêmes d'entre eux qui n'y sont pas sujets, elles se manifestent à l'occasion d'indispositions très légères. Chez l'homme dans la vigueur de l'âge, elles ne s'observent guère que dans les maladies du cœur, et particulièrement dans l'hypertrophie des ventricules et dans les moments de palpitations: elles seraient peut-être plus convenablement désignées sous les noms « d'arrêts ou d'hésitations » du pouls. Si l'on examine à l'aide du cylindre les battements du cœur chez un sujet qui présente de semblables intermittences, on reconnaîtra d'abord qu'elles sont toujours placées après la contraction des oreillettes. Elles ne diffèrent par conséquent en rien du repos qui existe très sensiblement en ce moment, ainsi que nous l'avons déjà dit (pag. 36), lorsque le pouls est rare: seulement, au lieu de revenir régulièrement après chaque contraction des oreillettes et d'offrir une durée égale, ce qui rendrait alors le pouls « rare » (pag. 36), elles ne surviennent que par intervalles, au milieu de contractions fréquentes et souvent même irrégulières dans leur fréquence; et par conséquent, au lieu de rendre le pouls plus rare et de présenter l'image du repos naturel après la contraction complète des diverses parties du cœur, elles semblent être une suspension subite de la circulation.

La durée de cette espèce de suspension anormale est très variable; et souvent, dans une suite assez rapprochée de semblables intermittences, les unes égalent en durée une contraction complète du cœur; d'autres n'occupent que la moitié, le tiers ou le quart de cet intervalle, et d'autres enfin sont si courtes qu'on ne les sentirait certainement pas dans un pouls moins fréquent et qui en offrirait de semblables après chaque contraction des oreillettes. Leur retour n'offre pas moins d'irrégularité; et souvent, après avoir senti un repos inégal après deux ou trois contractions successives ou très rapprochées des oreillettes, on n'en trouve de nouveaux qu'après dix, vingt, et même cent pulsations complètes du cœur.

Si l'on se contente de toucher le pouls sans examiner comparativement les battements du cœur avec le cylindre, on confond nécessairement cette espèce d'intermittence très réelle avec la fausse intermittence produite par les variations de durée et de force à la fois des battements du cœur qui a été décrite ci-dessus (p. 107). Mais cette fausse intermittence est, d'après ce qu'on vient de lire, très facile à distinguer, par le cylindre, d'avec les « arrêts ou hésitations » du cœur. Il n'est pas aussi aisé de préciser en quoi elle diffère des contractions multiples de l'oreillette (p. 108). Ces pulsations plus faibles et plus courtes étant en même temps beaucoup plus fréquentes, ressemblent tout à fait à des contractions de l'oreillette. Si, après une contraction des ventricules bien reconnaissable à son impulsion et à son bruit sourd et prolongé, il en survient trois faibles et accompagnées d'un bruit éclatant, on ne peut savoir si elles sont dues à une contraction de l'oreillette faite en trois temps, ou si la première de ces trois contractions est celle de l'oreillette, et si les deux suivantes forment une pulsation complète du cœur. Mais s'il y a deux ou trois contractions semblables, l'incertitude n'existe plus.

La dernière espèce d'intermittence, ou celle qui consiste dans l'absence d'une pulsation complète, qui revient quelquefois avec une périodicité exacte, à des intervalles plus ou moins éloignés, le pouls étant d'ailleurs régulier, constitue le signe avant-coureur de la diarrhée critique découvert par Solano de Lucques. Cet accident de la circulation n'est pas rare, et je l'ai observé fréquemment dans quelques épidémies; mais il est probable qu'il est dans le génie de quelques constitutions médicales de ne pas le présenter, car, quelque soin que j'aie pris de le rechercher dans d'autres temps, je n'ai pu le rencontrer. Cette espèce d'intermittence correspond plus souvent à une contraction des ventricules beaucoup plus faible que les autres, qu'à une interruption réelle de leur mouvement; et souvent le pouls même présente de temps en temps, dans ces cas, une pulsation extrêmement faible au lieu d'une intermittence totale.

Je n'ai pas encore trouvé l'occasion d'examiner l'état du cœur pendant l'espèce d'intermittence qui est accompagnée de la persistance de l'état de plénitude de l'artère (page 109). L'analogie doit porter à croire qu'elle a lieu immédiatement après la contraction des ventricules; que ces organes restent dans l'état de contraction tant qu'elle dure, et que leur diastole et la systole des oreillettes qui l'accompagne ne commencent que lorsque cet état de spasme ou de contraction permanente des ventricules a cessé.

Plusieurs des faits exposés dans cette analyse des battements du cœur ont dû prouver que l'application de la main sur la région de cet organe et l'exploration du pouls sont des moyens bien insuffisants de s'assurer de l'état de la circulation. L'état du pouls surtout, examiné ainsi qu'on l'a fait jusqu'ici, seul et sans le comparer à celui du cœur, est aussi souvent propre à induire en erreur qu'à fournir des indications utiles; et malgré les ingénieuses et subtiles recherches de Galien, de Solano, de Bordeu, de Fouquet, et des médecins chinois, je pense que tout praticien de bonne foi a dit plus d'une fois avec Celse: « Venis... maximé credimus fallacissimæ rei. » Je n'entends pas contester l'exactitude de toutes les observations des auteurs que je viens de citer, et je reconnais volontiers même que plusieurs des plus curieuses sont justes en général, que l'on voit souvent le pouls dicrote précéder ou accompagner les hémorrhagies nasales, le pouls ondulant coïncider avec la sueur, le pouls intermittent avec la diarrhée, et que l'on peut admettre, avec d'assez nombreuses exceptions, la distinction des pouls « supérieur et inférieur ».

Mais si l'on doit convenir de l'utilité de l'exploration du pouls sous ces rapports, il est plus évident encore que souvent le pouls ne donne que des renseignements nuls ou trompeurs sous des rapports beaucoup plus essentiels, et particulièrement sous ceux de l'indication de la saignée, du pronostic dans toutes les maladies, et du diagnostic dans plusieurs. Ce que Celse en dit en parlant des fièvres s'applique avec plus d'exactitude encore aux maladies des poumons et du cœur. Nous avons vu que, dans la péripneumonie et la pleurésie, l'absence de la fièvre et un pouls tout à fait naturel coïncident souvent avec une lésion grave, étendue, et au-dessus de toutes les ressources de la nature et de l'art. Dans la phtisie, la fièvre hectique est quelquefois suspendue pendant des mois entiers. Dans les maladies du cœur, le pouls est souvent faible, quelquefois même presque insensible, quoique les contractions du cœur, et particulièrement celles du ventricule gauche, soient beaucoup plus énergiques que dans l'état naturel. Dans l'apoplexie, au contraire, on rencontre souvent un pouls très fort chez les sujets dont le cœur ne donne presque plus d'impulsion.

Ces deux observations contraires seront faciles à vérifier par tout médecin qui se servira avec quelque suite du cylindre. Je les ai répétées chaque jour depuis dix ans: elles me paraissent tout à fait inexplicables si l'on n'admet pas dans les artères une action indépendante de celle du cœur. Au reste, beaucoup d'autres faits semblent prouver que les divers systèmes d'organes qui servent à la circulation, malgré leur dépendance nécessaire et réciproque, ont aussi une existence particulière qui, dans certains états de maladie et chez quelques individus, est peut-être plus marquée et en quelque sorte plus isolée que dans l'état ordinaire. Les observations des praticiens de tous les âges sur les effets différents des saignées générales ou locales, artérielles ou veineuses, déplétives ou dérivatives, rentrent dans cette catégorie de faits. On en peut dire autant du soulagement très grand ou de la guérison complète de plusieurs espèces de maladies par une hémorrhagie de quelques onces, comparée à l'inutilité des saignées les plus copieuses dans les mêmes cas, du peu d'affaiblissement produit par certaines pertes utérines ou par un flux hémorrhoïdal excessivement abondant, comparativement au collapsus que produit chez les mêmes individus l'application de quelques sangsues. Je connais un homme qui a supporté plusieurs fois, sans s'en sentir aucunement affaibli, des saignées de huit à douze onces, et chez lequel l'application de deux sangsues à l'anus faite dans deux occasions différentes a produit chaque fois un anéantissement des forces musculaires égal à celui d'un malade qui quitte pour la première fois son lit après une fièvre grave de trois ou quatre septénaires.

Ces faits prouvent, ce me semble, entre autres choses, que la circulation capillaire est en quelque sorte indépendante de la circulation générale. L'influence de cette dernière sur la première paraît surtout bien peu forte dans certaines hémorrhagies utérines, intestinales, nasales et pulmonaires, que les saignées les plus abondantes suspendent à peine ou même ne peuvent aucunement modérer.

L'exploration du pouls est donc loin de pouvoir donner l'idée de l'état de la circulation en général; elle ne peut même pas faire connaître la manière dont elle se fait dans le cœur; car le pouls ne correspond qu'à la contraction du ventricule gauche, qui peut être régulière, ainsi que nous l'avons déjà dit, quand celles des oreillettes et du ventricule droit ne le sont nullement.

Le pouls ne peut même donner d'une manière sûre et constante l'indication de la saignée. Tous les praticiens savent que, dans certains cas, et particulièrement dans l'apoplexie, la péripneumonie, la pleurésie, et les maladies inflammatoires des organes abdominaux, la faiblesse et la petitesse du pouls ne sont pas toujours des contre-indications à la saignée, et que souvent même l'artère reprend, dans ces cas, de la plénitude et de la force après une perte de sang plus ou moins forte. La distinction de ce pouls « fictitiè debilis » est même un des points de pratique les plus importants et les plus difficiles dans le traitement des maladies aiguës; c'est un de ceux qui doivent le plus fixer l'attention du médecin, car c'est dans ce cas surtout que l'erreur est mortelle.

Le stéthoscope donne, à cet égard, une règle plus sûre que le tact des plus habiles praticiens. Toutes les fois que les contractions des ventricules du cœur ont de l'énergie, on peut saigner sans crainte, le pouls se relèvera; mais si les contractions du cœur sont faibles, le pouls eût-il encore une certaine force, il faut se défier de la saignée.

Lorsque le pouls est très fort et les contractions du cœur médiocrement énergiques, ce qui, comme je l'ai dit, arrive assez ordinairement chez les apoplectiques, on peut encore saigner utilement tant que l'on ne s'aperçoit pas d'une diminution très sensible dans le bruit et l'impulsion des contractions du cœur. Mais quand le pouls et le cœur sont également faibles, il faut se garder d'ouvrir la veine, quels que soient le « nom » et le siège de la maladie: on détruirait infailliblement le peu de ressources qui peuvent rester encore à la nature. Tout au plus, s'il y a quelques signes de congestion sanguine locale, peut-on se permettre d'essayer, par l'application de quelques sangsues, si le malade est encore en état de supporter utilement la saignée des capillaires.

La sûreté et la facilité avec lesquelles le stéthoscope donne ou exclut l'indication de la saignée dans les cas dont je viens de parler, et qui jusqu'ici ont été regardés par tous les praticiens comme du nombre des plus épineux, me paraît être un des plus grands avantages que l'on puisse retirer de cet instrument; il est au moins le plus général, puisqu'il se rapporte à un des moyens thérapeutiques les plus utiles sans contredit ou les plus nuisibles qui soient au pouvoir de la médecine, et dont l'emploi peut avoir lieu dans presque toutes les maladies.

On aurait peut-être droit de s'étonner que l'exploration du pouls ait été généralement employée par les médecins de tous les âges et de tous les peuples, malgré son incertitude avouée par les plus instruits d'entre eux. La raison d'une pareille faveur est cependant facile à sentir; elle est dans la nature humaine: ce moyen est employé parce qu'il est d'un usage facile; il donne aussi peu de peine et d'embarras au médecin qu'au malade; le plus habile, après l'avoir employé avec toute l'attention dont il est capable, ose à peine en tirer quelques inductions, et hasarder des conjectures qui ne se vérifient pas toujours; et, par conséquent, le plus ignorant s'expose fort peu en en tirant toutes les inductions possibles. Par cela même, ce moyen convient mieux aux hommes médiocres par la nature et l'éducation, qui, parmi les médecins, comme dans les autres classes de la société, feront toujours le plus grand nombre, que des moyens tout à fait sûrs, et qui permettraient de juger habituellement et facilement de l'habileté du médecin, par l'exactitude de son diagnostic et de ses prédictions.

Cette raison, plus qu'aucune autre, me porte à croire que longtemps après que l'utilité de l'auscultation médiate aura été reconnue unanimement par tous les médecins instruits, beaucoup de praticiens négligeront ou dédaigneront même l'emploi de ce moyen, comme ils contestent les avantages de la percussion, et ne croiront pas avoir perdu leur temps à tâter le pouls d'un hypochondriaque ou à examiner jour par jour les déjections d'un péripneumonique.

Les faits que je viens d'exposer relativement à la discordance, souvent très grande, qui peut exister entre les battements du pouls et ceux du cœur, particulièrement sous le rapport de la force, sont contradictoires à l'opinion la plus universellement adoptée par les physiologistes modernes, et qui veut que l'action des artères soit tout à fait dépendante de celle du cœur. Bichat lui-même est tombé dans cette erreur: « A chaque espèce de mouvements du cœur, dit-il, correspond une espèce particulière de pouls. Je suis étonné que les auteurs, qui ont tant disputé sur la cause de ce phénomène, n'aient pas imaginé de recourir à l'expérience pour éclaicir la question. Sans doute il y a une foule de modifications dans le pouls qu'il leur aurait été impossible de voir coïncider avec les mouvements du cœur; mais le pouls rare et fréquent, le fort et le faible, l'intermittent, l'ondulant, etc., se conçoivent tout de suite en mettant le cœur à découvert, et en plaçant en même temps le doigt sur une artère. On voit constamment alors, pendant les instants qui précèdent la mort, que, quelle que soit la modification de la pulsation artérielle, il y a toujours une modification analogue dans les battements du cœur; ce qui ne serait pas certainement si le pouls dépendait spécialement de la contraction vitale des artères.... Je n'ai jamais vu le mouvement du cœur ne pas correspondre constamment à celui des artères, etc. (1). »

Je ne sais jusqu'à quel point on peut comparer les battements du cœur « vus » aux battements artériels, « sentis », et je crois que cette comparaison est de sa nature très sujette à illusion, d'autant qu'on ne peut la faire que sur un animal expirant dans les tortures; mais je puis assurer que l'on se convaincra promptement de l'exactitude de l'opinion contraire, en examinant comparativement le pouls et le cœur de certains malades, et surtout des apoplectiques et des personnes attaquées de maladie du cœur. Tout ce que nous avons dit du bruit de soufflet et du frémissement cataire du cœur et des artères vient encore à l'appui de l'opinion que nous adoptons.

En terminant cette analyse des contractions du cœur dans l'état de santé et de maladie, je dois dire que l'exploration du cœur est celle dans laquelle l'auscultation immédiate, comparée avec

(1) Bichat, *Anatomie générale*, t. II, p. 136 de l'édition publiée, avec des notes et additions, par le professeur Béclard.

l'auscultation médiate, présenterait le moins d'infériorité, si, pour les raisons que nous avons exposées ailleurs, elle n'était, dans la plupart des cas, à peu près impraticable. Ses principaux inconvénients seraient l'impossibilité de bien appliquer l'oreille au bas du sternum chez beaucoup de sujets, l'auscultation simultanée des deux côtés du cœur dans presque tous les cas, la réunion du bruit de la respiration et de ceux des gaz existant dans l'estomac à celui des battements du cœur, et quelquefois l'intensité beaucoup trop grande du bruit et de l'impulsion de cet organe perçus par une surface trop étendue, intensité qui ne permet pas d'analyser facilement les mouvements de ses diverses parties. La même chose a lieu, au reste, pour les autres bruits qui se passent dans l'intérieur de la poitrine; et, lorsqu'ils sont très forts, l'oreille les apprécie beaucoup moins bien que lorsqu'ils ont une intensité médiocre. Nous avons vu que la pectoriloquie est toujours beaucoup moins évidente chez les sujets à voix forte et grave que chez ceux dont la voix n'a qu'un timbre ordinaire ou même faible. On juge aussi beaucoup mieux de la netteté de la respiration ou de son mélange avec une espèce quelconque de râle, quand elle n'a qu'une intensité médiocre que quand elle est très bruyante. Chez les enfants surtout, et chez les sujets maigres, dont la respiration est ordinairement très sonore, je recommande souvent au malade de modérer ses efforts d'inspiration.

Je me suis demandé souvent la raison de cette différence qui semblait d'abord impliquer contradiction. J'ai répété un grand nombre de fois des expériences comparatives pour m'assurer que je ne me trompais pas, et je suis toujours demeuré convaincu de l'évidence de ce que je viens d'exposer. En y réfléchissant ensuite, j'ai trouvé que ces faits se liaient à beaucoup d'autres, et qu'en général, quand nos sensations passent une certaine mesure, il devient à peu près impossible d'apprécier des différences même très grandes dans leur intensité: ainsi un caillou qui frappe un membre et le meurtrit à peine, et une balle qui le traverse, produisent à peu près la même sensation: une brûlure produite par une goutte de cire enflammée, et dont l'effet se borne à soulever l'épiderme, cause autant de douleur qu'une eschare profonde faite par le fer incandescent; et, pour ne chercher de comparaisons que dans les perceptions de l'ouïe elle-même, une dissonnance entre deux instruments très bruyants, deux trompettes, par exemple, est bien moins sensible qu'entre deux violons.

FIN

TABLE

DE L'EXPLORATION DES ORGANES DE LA CIRCULATION

Paris. — Typ.-Lin. A.-M. Baudelot, 16, rue de Verneuil.

www.ingramcontent.com/pod-product-compliance
Ingram Content Group UK Ltd.
Pitfield, Milton Keynes, MK11 3LW, UK
UKHW021100260726
13994UKWH00002B/607

9 782329 490441